Verlag Hans Huber
Programmbereich Gesundheit

André Bernard
Ursula Stricker
Wolfgang Steinmüller

Ideokinese

Ein kreativer Weg zu Bewegung und Körperhaltung

2., aktualisierte Auflage

Mit Fotografien von Ursula Stricker

Verlag Hans Huber

Anschrift der Autoren:

Ursula Stricker
Dählenweg 12
CH-3672 Oberdiessbach
ursula.stricker@bluewin.ch
www.etage.ch

Dr. med. Wolfgang Steinmüller
Urachstr. 27
D-79102 Freiburg i.Br.
wolfstein@soma-institut.de
www.wolfgang-steinmüller.de

Lektorat: Dr. Klaus Reinhardt
Fotos: Ursula Stricker, Hugo Lörtscher (Abb. 5, 8, 48)
Herstellung: Daniel Berger
Druckvorstufe: MediaDesign Bern, Franz Keller
Druck und buchbinderische Verarbeitung: Hubert & Co., Göttingen
Printed in Germany

Bibliografische Information der Deutschen Nationalbibliothek
Die Deutsche Nationalbibliothek verzeichnet diese Publikation in der Deutschen Nationalbibliografie; detaillierte bibliografische Daten sind im Internet über http://dnb.d-nb.de abrufbar.

Anregungen und Zuschriften bitte an:
Verlag Hans Huber
Lektorat: Gesundheitsberufe
Länggass-Strasse 76, CH-3000 Bern 9
Tel: 0041 (0)31 300 4500, Fax: 0041 (0)31 300 4593
E-Mail: verlag@hanshuber.com
Internet: http://verlag.hanshuber.com

2. Auflage 2011

(E-Book – ISBN 978-3-456-95016-7)
ISBN 978-3-456-85016-0

Inhalt

Vorwort

Wolfgang Steinmüller

Überraschende Veränderungen

«Eine Entdeckungsreise in ihr eigenes Sein». Mit diesen Worten eröffnete André Bernard den Workshop «Einführung in die Ideokinese», in dem ich ihn 1992 in Freiburg kennen lernte. Ich hatte Jahre zuvor «The Thinking Body» von Mabel Todd gelesen und war sehr fasziniert von ihrem Verständnis der menschlichen Biomechanik. Nun war ich neugierig, die von ihr entwickelte Arbeit mit dem seltsamen Namen «Ideokinese» am eigenen Leibe auszuprobieren. Was verbirgt sich hinter dieser Kombination der griechischen Wörter «ideo» – Gedanke, Vorstellung – und «kinesis» – Bewegung? Da ich durch einen Umzug körperlich sehr erschöpft war, versprach ich mir zumindest ein paar erholsame Tage. Was dann geschah, war mehr, als ich je erwartet hatte. Am Ende dieser drei Tage fühlte ich mich nicht nur körperlich wieder leistungsfähig, auch mein Denken über meinen Körper hatte sich verändert. Später wurde mir klar, dass ich damals anfing, die Einheit von Körper und Geist grundlegend anders zu verstehen. Das hatte große Auswirkungen auf mich und meine ärztliche Tätigkeit.

Ideokinese – Körper und Geist in Bewegung

Die Ideokinese bietet einen kreativen Weg zur Verbesserung von Bewegung und Körperhaltung mithilfe eines geistigen Prozesses. Gestaltet wird die Veränderung von gewohnten Bewegungs- und Haltungsmustern durch das Denken von Vorstellungsbildern (Images). Sie beinhalten Bewegung und beziehen sich auf körperliche Strukturen. Mabel Todd entwickelte dieses Verfahren am Anfang des letzten Jahrhunderts. Somit zählt die Ideokinese zu den ältesten im Westen entstandenen Körper-Geist-Methoden. Es gibt allerdings bemerkenswerte Parallelen zu anderen Methoden, wie der Alexander-Technik, Feldenkrais und Eutonie.

Mabel Todd lebte und arbeitete zur gleichen Zeit wie F.M. Alexander und war eine Generation älter als Dr. Moshe Feldenkrais und Gerda Alexander. Alle westlichen Methodengründer entwickelten ihre «Lehre» im Zusammenhang mit einem Selbsthilfeprozess, in dem sie zunächst für sich selbst lernten, mit einem körperlichen Problem umzugehen. Sie hatten schon zu dieser Zeit, als noch ein mechanistisches Bild der Bewegungsphysiologie dominierte, ein erweitertes Verständnis für die Rolle von Bewegung für Gesundheit und Lebenskraft. Auf für die spätere Methode typische Art und Weise erforschten sie das dynamische Zusammenspiel von Körper und Geist im Umgang mit Bewegung. An ihrem eigenen Körper beobachteten sie die Wirkung mentaler Prozesse und benutzten sie für die Veränderung von Bewegungsverhalten. Man kann Mabel Todd, F.M. Alexander, Gerda Alexander, Moshe Feldenkrais und natürlich auch andere, die in diesem Feld forschten, als die Pioniere der «Körperarbeit» bezeichnen, und heute werden ihre Methoden vielfach in der psychosomatischen und orthopädischen Medizin eingesetzt. Auch viele Ergebnisse der neuropsychologischen Forschung bestätigen theoretisch die aus der Praxis gewonnenen Einsichten der Methodengründer. Die oben genannten somagogischen Methoden gestalten Lernprozesse unter konzeptueller Einbeziehung von Körpererfahrung und der praktischen Anwendung der Untrennbarkeit von Körper und Geist.

André Bernard – eine großer Lehrer

Der erste Teil dieses Buches widmet sich den theoretischen und historischen Hintergründen dieses Verfahrens aus der Sicht von André Bernard. «An Introduction to Ideokinesis» ist einer der wenigen Texte, die er über seine Arbeit verfasst hat. Das folgende Interview ist Teil einer Serie von Interviews, die André Bernard während des Sommers 1995 und 1996 in Kalifornien gab. Interviewt wurde er von Richard Rosen, Yogalehrer und Autor, und Nancy Lyons, Professorin für Tanz an der Sonoma State University, CA. Das Interview zeigt, wie sehr Andre Bernards Leben durch die Ideokinese geprägt war. Neben grundsätzlichen methodischen Fragen wird auch die Rolle der Ideokinese in der Ausbildung von Tänzern angesprochen. André Bernard lernte die Ideokinese durch Barbara Clark, eine direkte Schülerin von Mabel Todd, kennen. Er studierte zunächst Chemie und Mathematik und wechselte dann zu Schauspiel und Tanz. Später war seine Stimme vielen New Yorkern als Sprecher und Gestalter von Kultursendungen bei der Radiostation WNYC bekannt. 1967 wurde André Bernard Nachfolger von Dr. Lulu Sweigard an der «Dance Division of The Julliard School» in New York. Seit 1966 unterrichtete er Ideokinese an der New York University (NYU) und gab Sommer Intensivkurse an der Westküste. Zwischen 1991 und 2000 unterrichtete André Bernard jährlich Sommer Workshops in Bern, Schweiz. Dort sind die diesem Buch zugrunde liegenden Tonbandaufnahmen und Photographien entstanden.

In vier Jahrzehnten wurden Tausende von Studenten der darstellenden Künste, vor allem jedoch Tänzer, durch André Bernard auf ungewöhnliche Art mit der Lernfähigkeit von Körper und Geist in Berührung gebracht. Die Tiefe, mit der André Bernard dieses Lernen gestaltete, machte die Teilnahme an seinen Unterricht zu einem besonderen Erlebnis.

André Bernard hat in den letzten Jahrzehnten durch seine praktische Arbeit die Weiterentwicklung der Ideokinese maßgeblich beeinflusst. Er wurde zu tanzmedizinischen Kongressen eingeladen und brachte zahlreiche Therapeuten der verschiedensten Schulen in Kontakt mit der Ideokinese.

Vorgänger und Weggefährten von André Bernard

Die Entwicklung der Ideokinese geht auf Mabel Todd zurück. Sie sah sich Anfang des zwanzigsten Jahrhunderts gezwungen, sich selbst zu helfen. Durch ein Rückenleiden in ihrer Bewegungsfähigkeit eingeschränkt, beschäftigte sie sich intensiv mit ihrem Körper. Sie entdeckte die heilsamen Wirkungen von vorgestellten Bewegungen und begann ihr Wissen weiterzugeben. Die Lektüre ihres Buch «The Thinking Body» hat für mich das Verständnis der menschlichen Strukturen und ihrer Funktionen grundlegend verändert. 1937 zum ersten Mal veröffentlicht, ist dieses Buch ein Klassiker in der Körper-Geist-Literatur. Es ist, wie viele Weichen stellende Bücher, auch heute noch absolut lesenswert.

Todds bekannteste Schülerinnen waren Barbara Clark und Lulu Sweigard, die nach ihrem Tod in den 50er-Jahren die Methode weiterentwickelten. Dr. Lulu Sweigard war Forscherin an der «Dance Division of The Julliard School» in New York. Sie schrieb das klassische und einflussreiche Buch «Human Movement Potential». Barbara Clark war Gemeindeschwester und setzte die Ideokinese im therapeutischen Bereich ein. André Bernard und seine Kolleginnen wie Pamela Matt, Nancy Topf und Irene Dowd bildeten die dritte Generation der Lehrer, die sich dieser hochwirksamen und subtilen Methode mit hohem persönlichem Einsatz widmen und gewidmet haben.

Die Ursprünge der Ideokinese in Europa

Im Verhältnis zu der langen Entstehungsgeschichte der Ideokinese ist ihre Präsenz in Europa relativ neu. 1986 wurde «die Arbeit», wie Todd sie nannte, ohne sich zu ihrer Lebzeit auf einen Namen festzulegen, durch André Bernard erstmals in Europa vorgestellt. Die Tanztherapeutin Erika Kletti-Ranacher, die André Bernard und seine Arbeit an der New York University kennen gelernt hatte, lud ihn nach Wiesbaden ein, wo er bis 1998 Sommerkurse gab. Später folgten Einladungen nach Zürich von einem weiteren ehemaligen Studenten an der NYU, Eric Franklin. Von 1993 bis 2000 unterrichtete André Bernard auf Einladung von Ursula Stricker in der «Etage» in Bern (**Abb. 1**). Zwischen 1995 und 1999 unterrichtete er auf meine Einladung hin am Soma-Institut in Freiburg/ Brsg.

Die Entstehung dieses Buches und seine «Anwendung»

André Bernard gab mit wahrer Großzügigkeit und Menschlichkeit sein tiefes Wissen über die Ideokinese weiter. Er war sehr bescheiden und nahm die Arbeit wichtiger als die eigene Person.

Bei einer unserer vielen Begegnungen während eines Sommerkurses wurde von Ursula Stricker und mir die Idee geboren, aus den von ihr in Bern gesammelten Material – Tonbandaufnahmen und Fotografien – ein Ideokinese-Arbeitsbuch zu gestalten. Der zeitliche und inhaltliche Aufwand dieses Planes war uns zu diesem Zeitpunkt noch nicht bewusst. Erschwert wurde das Projekt auch durch André Bernards Beschluss, aufgrund seines Alters und einer Erkrankung nicht mehr nach Europa zu reisen. So konnte er zwar große Teile der Tonband-Transkripte noch selbst bearbeiten, aber leider nicht das gesamte Material. Wir haben unser Bestes gegeben, den vorliegenden Workshop-Text möglichst nah am Original der Workshopaufnahmen zu halten und keine Abstriche an der Präzision seiner Sprache zu machen. Erscheint die Sprache beim ersten, oberflächlichen Lesen auch als ungewöhnlich für ein Buch, so haben wir von vielen Menschen die Rückmeldung erhalten, dass bei der Arbeit mit den Vorstellungsbildern die wortgetreue Wiedergabe von André Bernards Sprache hilfreich ist und den Veränderungsprozess wirksam unterstützt. Wir wollten die Leser an der Atmosphäre eines Ein-

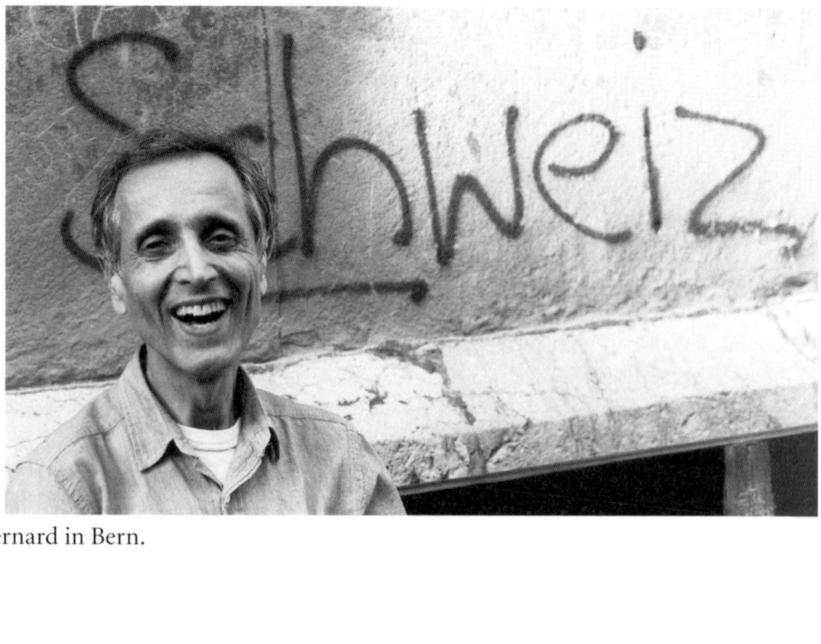

Abb. 1:
André Bernard in Bern.

führungs- und eines Aufbau-Seminars teilhaben lassen und ihnen einen lebendigen und interessanten Einstieg in die Arbeit mit Vorstellungsbildern geben.

Uns ist sehr bewusst, dass kein Buch einen Lehrer ersetzen kann, aber vielleicht motiviert und inspiriert es bei den ersten Schritten und weckt eine Neugier, diese faszinierende Arbeit auszuprobieren. Sicherlich tauchen bei einem Selbststudium der Ideokinese Grenzen der Anwendbarkeit auf. Im Wesentlichen ist die Ideokinese jedoch eine Arbeit an sich selbst und an den eigenen Denk- und Verhaltenskonzepten. Sie funktioniert nur bei einer entsprechenden Eigenbeteiligung. Kein Therapeut, kann seinen Patienten, kein Lehrer seinen Schülern das Denken abnehmen.

Kurz vor seinem Tod im Jahre 2003 konnten wir André Bernard die im selben Jahr veröffentlichte deutschsprachige Erstausgabe zusenden. 2006 erschien bei North Atlantic Books die englische Ausgabe «Ideokinesis: A Creative Approach to Human Movement and Body Alignment». Leider erlebte André Bernard das Erscheinen der amerikanischen Erstausgabe nicht mehr.

Ich möchte mich an dieser Stelle auch bei Dr. Klaus Reinhardt für sein kompetentes und verständnisvolles Lektorat bedanken. Die Zusammenarbeit mit ihm hat die Bearbeitung des vorliegenden Materials wesentlich erleichtert. Ein herzlicher Dank geht an dieser Stelle auch an Trisha Agius, Santa Fe, USA, für die Übertragung der englischen Tonbandaufnahmen ins Schriftliche, sowie an Claudius Nestvogel, Köln. Er hat mehrere Seminare André Bernards simultan übersetzt. Sein Fachwissen und praktische Erfahrungen mit der Ideokinese sind in die Übersetzung eingeflossen und waren Voraussetzungen für das Erscheinen dieses Buches.

André Bernard hat Ursula Stricker und mich sowie viele andere Schüler auf eine interessante Reise eingeladen. Der Weg wurde durch seine Begleitung angenehm und leicht. Was ich auf dieser Reise entdeckt habe, hat mich verändert und meinen Umgang mit mir und Menschen wesentlich beeinflusst. Ich war sicher, dass durch die Veröffentlichung der Berner Sommerkurs-Protokolle auch andere, die sich mit der Gestaltung somato-psychischen Lernens beschäftigen, wertvolle Anregungen erhalten werden.

Dies hat sich durch die zahlreichen Rückmeldungen, die wir nach dem Erscheinen der ersten Auflage erhalten haben, bestätigt. Wir freuen uns sehr, durch dieses Buch Menschen, die an unseren Kursen teilnehmen, in Kontakt mit unseren Lehrer bringen zu können.

Ich wünsche anderen Therapeuten, aber auch Künstlern und Nicht-Professionellen eine spannende Entdeckungsreise in ihr eigenes Sein mithilfe der in diesem Buch veröffentlichten Texte, Fotografien und «Images» .

Diese Reise können Sie in dem praktischen Teil dieses Buch sofort beginnen!

Ratschläge für den Gebrauch dieses Buches

Wir schlagen vor, dass Sie einige «Werkzeuge» zu Hilfe nehmen, während Sie dieses Buch lesen:

1. Ein anschauliches Anatomiebuch ist eine wichtige Unterstützung, um die knöchernen Strukturen und den Ort der Berührungshilfe zu klären.
2. Eine dünne, feste, jedoch angenehme Matte, ein Schal, um die Knie zu binden, zwei Unterlagen, eine dünnere unter den Kopf, eine dickere Unterlage unter die Vorfüße, werden für die praktischen Übungen in der «konstruktiven Ruhelage» benötigt
3. Während des Lesens werden Sie eine Wiederholung des Materials bemerken. Bitte erinnern Sie sich, dass es im Einführungs-Workshop stets eine Erklärungs- und eine Übungseinheit gibt. Sie lesen zunächst im Erklärungsteil die Vorstellung des Bewegungsbildes, die Erläuterung anatomischer Informationen und Andre Bernard demonstriert die taktile Hilfe. Dies ist zumeist durch Fotografien von Ursula Stricker illustriert. Es folgt die Anleitung für die praktische Arbeit mit einem Partner, zumeist in der «Konstruktiven Ruhelage». Es gibt aber auch Beschreibungen der Berührungshilfe im Sitzen, Stehen und in Bewegungen. Diese Wiederholungen vertiefen die Wirkung der benutzten «Images» und sind ein wichtiger Teil des Lernprozesses.
4. Wir möchten Sie noch auf den besonderen Gebrauch der Sprache durch Andre Bernard aufmerksam machen. Im englischen Orginaltext wird oft die Verlaufsform in grammatikalisch nicht ganz korrekter Form verwendet. André Bernard entschloss sich sehr bewusst dazu, um stets in Erinnerung zu rufen, dass die bildliche Vorstellung stets in Bewegung ist. Sie findet jetzt statt und kommt zu keinem Ende, solange man die Bewegung denkt. Sie finden ausführliche Erklärung hierzu im Interview S. 23 und bei den «Vier Prinzipien für den Gebrauch von bewegten Vorstellungsbildern» (S. 64). Wir haben versucht Andre Bernards besondere Sprache auch in der deutschen Übersetzung wiederzugeben

und sind dabei natürlicherweise an Grenzen gestoßen. Deshalb verweisen wir die englischsprachigen Leser auf die amerikanische Ausgabe unseres Buches. Dort besteht die Möglichkeit, Andre Bernards Anleitungen wörtlich zu lesen.

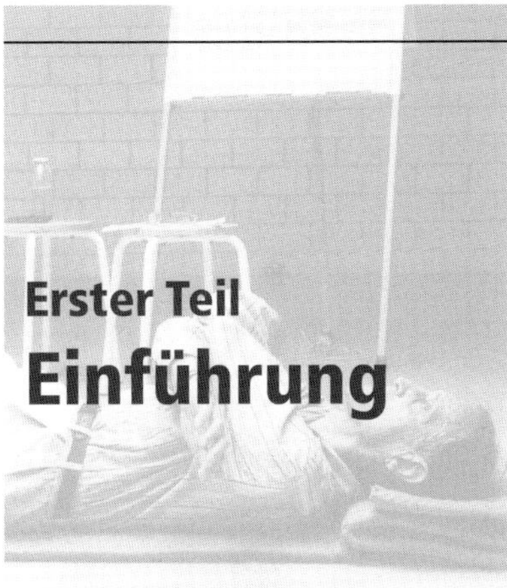

Erster Teil
Einführung

Ideokinese – eine Einführung

André Bernard

Was als **Ideokinese** bekannt geworden ist, ist eine Methode, die bildhafte Vorstellungen verwendet, um die Koordination der Muskeln zu verbessern. Die Arbeit wurde von Mabel E. Todd entwickelt, einer Stimmlehrerin aus dem nördlichen Teil des Staates New York, die etwa zur Zeit des ersten Weltkrieges in Boston unterrichtete. Irgendwann zwischen 1900 und 1906, als sie auf der High School war, hat sie sich, wie es heißt, eine Rückenverletzung zugezogen, die ihr Gehvermögen einschränkte. Während Sie ihre Ausbildung auf dem College fortsetzte, suchte sie ständig nach Möglichkeiten, ihren Zustand zu verbessern. Die Ärzte hatten ihr gesagt, sie würde ihr Leben lang nur eingeschränkt gehen können, aber Todd war eine entschlossene und eigenwillige Persönlichkeit. Sie fuhr sogar, während sie Stimmunterricht gab, damit fort, Mittel und Wege zur Normalisierung ihres Zustands zu erforschen und auszuprobieren. Das, was sie in ihren Untersuchungen herausfand, um ihr Gehvermögen zu verbessern, wurde die Grundlage der Ideokinese.

Todd verbesserte tatsächlich ihren Zustand und lernte, wieder sehr gut zu gehen. Für den Rest ihres Lebens war sie dafür bekannt, dass sie mit außerordentlicher Grazie Treppen hinauf- und hinuntergehen konnte. Da es ihr zunehmend besser ging, hörte sie auf, Stimmunterricht zu geben und eröffnete in Boston ein Studio, wo sie andere Menschen mit Haltungs- und Bewegungsproblemen lehrte, sich selbst zu helfen. Gegen Ende der 20er Jahre zog sie von Boston nach New York City, um diese Arbeit am Teachers College der Columbia University zu lehren. Ihr erstes Buch, *The Thinking Body* (dt.: *Der Körper denkt mit,* Verlag Hans Huber, Bern 2001), wurde 1937 veröffentlicht, obwohl manche meinen, dass es schon 1934 eine ältere Ausgabe gegeben hat. Davor hatte sie kurze Broschüren, Artikel für das New England Journal of Medicine, sowie einen Studien-Begleittext für ihre Studenten an der Columbia Universität geschrieben. Sie hielt auch Vorträge an der New School for Social Research in New York Stadt. Als sie gefragt wurde, warum sie mit der Veröffentlichung ihres Buches so lange gewartet hätte, antwortete Todd, da sie eine neue Methode entwickelte, wollte sie erst einmal eine Zeit lang deren

Stichhaltigkeit überprüfen, bevor sie ein Buch darüber schrieb. Todd unterrichtete bis in die 50er Jahre und veröffentlichte 1953 ihr zweites Buch, *The Hidden You.* Sie starb 1956.

Eine andere Pionierin dieser Arbeit war Dr. Lulu Sweigard, die Ende der 20er Jahre eine Schülerin Todds an der Columbia University gewesen war. Dr. Sweigard lehrte diese Arbeit an der New York University ab Mitte der 30er bis Mitte der 50er, als sie in Pension ging. Nachdem sie die NYU verlassen hatte, fuhr sie bis an ihr Lebensende fort, an der Juilliard School of Dance zu unterrichten. Das einzige Buch von Dr. Sweigard, *Human Movement Potential,* wurde 1974, kurz nach ihrem Tod, veröffentlicht.

Die dritte zentrale Wegbereiterin in der Entwicklung der Ideokinese war Barbara Clark. Clark war eine diplomierte Krankenschwester, die in den frühen 20-er Jahren zu Todd gekommen war, weil sie Probleme mit dem Gehen hatte. Sie hatte als Kind Kinderlähmung gehabt und konnte nur mit Mühe gehen. Todd vermochte Clark dabei zu helfen, ihren Zustand so weit zu bessern, dass sie wieder sehr gewandt gehen konnte. Clark war von Todds Arbeit so beeindruckt, dass sie mit dem Lernen fortfuhr und eine der Lehrerinnen in Todds Studio in Boston wurde.

Während ihrer Zeit in Boston spezialisierte sich Clark darauf, Kinder zu unterrichten. 1949 verließ sie Boston und ging nach New York, wo sie Privatstunden gab. Sie assistierte auch Dr. Sweigard an der New York University. Anstelle eines Buches über Ideokinese verfasste sie mehrere «Handbücher», wie sie sie nannte. Sie sind in dem Buch *A Kinesthetic Legacy: The Life and Works of Barbara Clark* von Pamela Matt zusammengefasst worden. Clark zog 1972 nach Urbana, Illinois, wo sie 1982 im Alter von 95 Jahren starb.

Todd, Clark und Sweigard sind die bedeutenden frühen Pionierinnen in der Entwicklung der Ideokinese, obwohl es auch andere gab, die Wichtiges beizutragen hatten. Viele Lehrer dieser Arbeit aus der jüngeren Generation sind ebenfalls an der weiteren Entwicklung beteiligt.

Ideokinese hat viele Gesichter, viele Facetten. Um Ihnen einen Eindruck von dem Umfang zu vermitteln, folgt eine Liste mit einigen der Etikettierungen, die für diese Arbeit verwendet worden sind: *Neuromuskuläre Erziehung, Psychophysische Erziehung, Psychophysiologische Erziehung, Psychomotorische Erziehung, Ideomotorische Erziehung, Strukturelle Hygiene, Körpermechanik und Physiophilosophisches Training.*

Die Bezeichnung *Ideokinese* hat der amerikanische Klavierlehrer Bonpensiere geprägt, der in den zwanziger und dreißiger Jahren letzten Jahrhunderts populär war. Bonpensiere machte in seinem Klavierunterricht von bildhaften Vorstellungen Gebrauch und bildete des Wort *Ideokinese* aus zwei griechischen Wörtern, *ideo* (Idee oder Gedanke) und *kinesis* (Bewegung), um seine Unterrichtsmethode zu beschreiben. Sweigard übernahm das Wort von Bonpensiere, um ihr Unterrichtssystem zu beschreiben. Man kann Ideokinese grob als «das Bild oder

der Gedanke als Förderer der Bewegung» übersetzen. «Ideokinese» wurde als Bezeichnung für diese Arbeit verwendet, nachdem 1974 Sweigards Buch *Human Movement Potential* erschienen war, in dem sie das Wort verwendete.

Um zu verstehen, warum Imagination als Mittel verwendet wird, um muskuläre Muster zu verändern, muss man verstehen, was **Bewegung** ist. Man kann Bewegung als einen neuro-muskulo-skeletären Vorgang beschreiben. Das heißt, dass alle drei in dieser Definition angesprochenen Systeme – Nerven, Muskeln, Skelett – beteiligt sein müssen, damit Bewegung stattfinden kann. Jedes System muss die ihm eigene Rolle übernehmen: Das Nervensystem ist der Bote, d.h. es überträgt Impulse oder Botschaften an die Muskeln, damit sie sich zusammenziehen oder sich entspannen; die Muskeln sind das Arbeitstier oder das motorische System; das Skelett ist das Stützsystem, das von den arbeitenden Muskeln bewegt wird.

Der entscheidende Punkt, um verstehen zu können, wie das Vorstellungsbild das muskuläre Muster verändern kann, ist folgender: Das Nervensystem ist mehr als nur ein einfacher Bote. Es organisiert zugleich die Muskelaktivität und tut dies auf einer subkortikalen Ebene, d.h. einer Ebene unterhalb der Bewusstseinsschwelle. Wir sollten uns auch darüber klar sein, was das **muskuläre Muster** ist. Es ist der Verbund von Muskeln, der eine gewünschte Bewegung ausführt; das muskuläre Muster zu organisieren ist eine hochkomplizierte und hoch entwickelte Aufgabe.

Es ist ein Glück, dass das Nervensystem dies für uns unterhalb der Bewusstseinsebene erledigt. Nicht nur, dass wir das muskuläre Muster nicht erst bewusst organisieren müssen, sondern wir sollten es auch gar nicht erst versuchen, denn das wird den Ablauf nur behindern. Unser bewusster Anteil an der Bewegung besteht darin, uns auf die *Bewegung* zu konzentrieren, denn das Nervensystem reagiert bei der Organisation der Muskelaktivität darauf, wie klar unsere Vorstellung davon ist, wie die Bewegung aussehen soll. Wenn die Bewegung nicht gut ausgeführt wird, bedeutet das, dass das muskuläre Muster schlecht ist, und das Muster ist schlecht, weil die «falschen» Befehle (mangelhafte Vorstellung von der Bewegung) an die Muskeln gesendet wurden. Diese falschen Befehle resultieren entweder aus einem Mangel an Klarheit darüber, wie die Bewegung sein soll, oder aus einem schon vorher bestehenden, mit der Bewegung verknüpften, schlechten Aktivierungsmuster. Das Ziel ist es, die Befehle zu verändern, d.h., die Bewegung neu zu denken, um das schlechte muskuläre Muster zu ändern. Das Neudenken der Bewegung wird in ein Vorstellungsbild gepackt und als ein Mittel zur Veränderung des muskulären Musters verwendet.

Die Unterrichtsstunde

Die Unterrichtsstunde hat gewöhnlich zwei Teile: Vortrag und Praxis. Im Vortragsteil werden grundlegende Konzepte der Anatomie, der Physiologie und der

Körpermechanik besprochen. Die Vorstellungsbilder, die im Praxisteil angewendet werden, beruhen auf dem, was vorher besprochen wurde.

Im Praxisteil der Stunde arbeiten die Studenten paarweise, wobei ein Partner den anderen unterstützt, meist in Form der **Berührungshilfe.** Berührungshilfe ist eine leichte Berührung – Streichen, Klopfen oder einfach Halten – an dem Körperteil, auf den sich die Imagination richtet. Die Berührung kann an der Stelle verweilen oder sich über den Körper bewegen. Ihre Aufgabe ist es, zu verdeutlichen, wo der Ort des vorgestellten Geschehens ist und welche Richtung die Bewegung hat, um so dem Vorgang einen Fokus und kinästhetische Bewusstheit zu vermitteln. Berührungshilfe kann man sich auch selbst geben, aber gewöhnlich geschieht das durch einen Partner oder Lehrer.

In den ersten Stunden erhalten die Studenten die Berührungshilfe in der «konstruktiven Ruhelage» (**Abb. 2**). In der **konstruktiven Ruhelage** oder KRL liegt der Student oder die Studentin auf einer festen Unterlage – Fußboden oder Liege – auf dem Rücken. Die Beine sind aufgestellt, mit einem Winkel von etwa 90 Grad zwischen Ober- und Unterschenkel. Unter den Kopf und unter die Fußballen wird ein kleines Kissen oder eine Schaumgummiunterlage gelegt, die Arme sind entspannt quer über den Brustkorb gelegt und die Beine sind direkt oberhalb der Knie mit einem Tuch oder Gürtel umbunden, damit die Knie nicht nach außen fallen können. Während der Arbeit in der KRL darf der Student keine willentlichen Bewegungen machen; stattdessen konzentriert er sich auf die vorgegebenen vorgestellten Bewegungen. Dieser Vorgang dauert etwa 20 bis 30 Minuten und wenn er abgeschlossen ist, tauschen die Partner die Rollen.

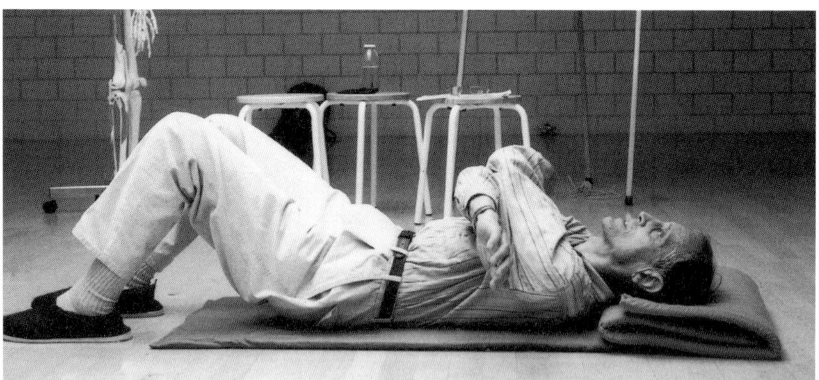

Abb. 2:
In der konstruktiven Ruhelage (KRL) sind die Beine angewinkelt, so dass der Winkel in den Kniegelenken etwa 90 Grad beträgt. Stellen Sie sich vor, dass die Beine eine Hose sind, die an den Kniefalten über einen Bügel gelegt wird. Der Bügel hängt von oben herab. Wenn Sie sich dieses Bild klar und intensiv vorstellen können, wird sich der Rücken leichter lösen und auf den Boden herablassen.

Von den Schülern wird erwartet, dass sie die KRL jeden Tag üben. In der nächsten Stunde (meist eine Woche später) werden neue Bilder besprochen und vermittelt, um sie in der KRL zu üben. Wenn man außerhalb der Stunde übt, ist es nicht nötig, Berührungshilfe zu bekommen. In späteren Stunden, wenn der Schüler in der KRL geübt ist, werden die Vorstellungsbilder auch im Sitzen, Stehen, Gehen und anderen einfachen Bewegungen angewendet.

Gelegentlich wird nach der konstruktiven Ruhe, in der Gruppe im Spiel und in freier Bewegung improvisiert, wobei die Bilder, die vorher im Unterricht geübt worden sind, benutzt werden. Dies ist eine weitere Möglichkeit, die Reaktionen auf die vorgestellten Bewegungen, im Körper zu verankern.

Ideokinese wirkt nicht auf die Schnelle. Sie ist ein gründlicher, langfristiger Lernprozess, der nicht nur hilft, auf neuromuskulärer Ebene Verbesserungen zu bewirken, sondern auf allen Ebenen des Seins. Sie führt zu einem Zustand der **Homöostase,** d.h., einem stabilen Gleichgewichtszustand zwischen den verschiedenen, von einander abhängigen Elementen und Systemen des Gesamtorganismus. Das wird als ein allgemeines Gefühl des Wohlbefindens erlebt. Man wird durch Alltagstätigkeiten weniger ermüdet. Ideokinese wirkt als eine dynamische Entspannung, die den eigenen Bewegungen mehr Freiheiten gibt und kreative Kräfte freisetzt.

Interview mit André Bernard

Richard Rosen mit Nancy Lyons

Richard Rosen (RR): Ihre Lehre wird allgemein «die Arbeit» genannt, aber Sie haben ihr einige andere Namen gegeben. Welche formelle Bezeichnung für «die Arbeit» bevorzugen Sie?

André Bernard (AB): In Workshops nenne ich sie manchmal zwanglos einen kreativen Zugang zur Bewegung und Ausrichtung des Menschen. Das ist im Wesentlichen, worum es geht. Lulu Sweigard hat *Ideokinese* gewählt, den von dem amerikanischen Klavierlehrer Bonpensiere geschaffenen Begriff. Sie meinte, dass er die Vorgehensweise, die in der «Arbeit» verwendet wird, gut ausdrückt, nämlich den Gebrauch bildhafter Vorstellungen . . .

RR: . . . um Bewegung zu unterstützen.

AB: Ja, und *Ideokinese* bedeutet übersetzt etwa «das Bild oder die Idee oder der Gedanke als unterstützendes Moment der Bewegung.» Daher müsste ich sagen, dass es davon abhängt, welche Menschen man ansprechen möchte. Ich denke, an der Universität ist *Ideokinese* in Ordnung, aber einem breiteren Kreis der Bevölkerung würde es nichts sagen. Ein nicht so förmlicher Begriff, wie *ein kreativer Zugang zur Bewegung und Ausrichtung des Menschen,* klänge vielleicht ein wenig besser. Ich glaube, der Ausdruck, den ich beigesteuert habe, und der wohl auch nicht der breiten Öffentlichkeit angemessen ist, ist *Physiophilosophie.* Mein Eindruck ist, dass es genauso gut eine Philosophie des Körpers und unserer Beziehung zu ihm ist. Das beinhaltet, dass es etwas ist, worüber man nachdenkt, und damit sind wir schon wieder bei der Vorgehensweise angelangt, die sich auf Bilder oder Gedanken stützt.
Ich habe mich recht oft mit Sweigard getroffen, und eines, was sie gesagt hat, war: «Bei dieser Art der Arbeit wird ein jeder sie unterschiedlich gebrauchen, jeder wird sie vor seinem jeweiligen Hintergrund verwenden.» Das ist in etwa dasselbe, was ich sage; welche Begriffe die besten sind, hängt davon ab, welche Menschen man erreichen möchte. Es ist eine Arbeit, die sich beinahe einer Bezeichnung entzieht ...

RR: Weil sie so formbar ist, weil sie in so vielen verschiedenen Zusammenhängen verwendet werden kann?

AB: Das stimmt. Es ist sehr schwer, ein System daraus zu machen, und ich glaube, das ist einer der Gründe, warum weder Sweigard noch Todd, noch jemand von uns, die später wir kamen, versucht haben, daraus eine festgelegte Arbeitsweise zu machen. Die Eigenart der Arbeit verlangt diesen Raum, diese Flexibilität, diese Formbarkeit, von der Sie gesprochen haben.

RR: Wie sind Sie an diese Arbeit gekommen? Sie haben bei Erick Hawkins gelernt, der Sie, glaube ich, als Erster zu ihr hingeführt hat.

AB: Das ist wahr. Tatsächlich ist Erick Hawkins direkt dafür verantwortlich, dass ich diese Arbeit mache. Ich hatte ursprünglich einen Hintergrund als Chemie-Ingenieur. So etwas wie diese Arbeit war mir völlig fremd, denn als Ingenieur durchläuft man eine sehr strikte Ausbildung. Ich finde, es ist schade, dass Ingenieuren nicht mehr Freiheit gewährt wird. Aber irgendwo in mir wusste ich, dass es mehr gab als das. Und so beschloss ich, als ich die Hochschule verließ, dass ich nicht wirklich Ingenieur sein wollte. Ich habe nie als einer gearbeitet, ich hatte nur den Abschluss.

Tatsächlich habe ich im letzten Jahr der Ausbildung von der Technischen Hochschule zur Geistes- und Naturwissenschaft gewechselt, damit ich ein paar Kurse belegen konnte, die mich wirklich interessierten – etwas Psychologie, etwas Biologie, etwas Literatur, etwas Fremdsprachen. Ich habe das alles in meinem letzten Jahr gemacht, weil ich an der Technischen Hochschule schon genügend Scheine gesammelt hatte, um meinen Abschluss in Chemie und Mathematik zu bekommen. Auf diese Art habe ich meinen Abschluss gemacht.

Aber mein Selbst war auf der Suche nach etwas anderem. Ich hatte an der Hochschule an ein paar Amateur-Theateraufführungen mitgewirkt, war darin gut gewesen und es hatte mir Freude gemacht. Ich hatte mir mein Studium als Radiosprecher finanziert. Als ich dann die Hochschule verließ, wusste ich, dass ich etwas im Bereich der darstellenden Kunst tun wollte.

Ich fuhr fort, als Radiosprecher zu arbeiten und kam von dort zum Schauspiel. Ich war an der Ostküste auf Tournee; und ich erinnere mich, ich war in Atlanta, Georgia, und Erick Hawkins und Martha Graham traten an dem Abend auf, an dem wir nicht auf der Bühne waren. Ich ging also hin, um mir die Aufführung anzusehen. Ich kann Ihnen gar nicht sagen, was für einen Eindruck es auf mich gemacht hat, Martha Graham und Erick Hawkins tanzen zu sehen. Sie waren auf ihrem Höhepunkt. Ich tat etwas, das ich sonst kaum tat und jetzt nie tun würde, ich rannte hinter die Bühne und stellte mich Hawkins vor – Martha Graham war nicht zu sprechen – und erzählte ihm, wie sehr ich seine Vorstellung genossen hatte. Ich sagte ihm: «Sehen Sie, wir werden bald mit unserer Tour fertig sein, ich werde wahrscheinlich gegen Ende des Jahres wieder zurück in New York sein, und ich möchte mit Ihnen arbeiten.» Da Erick ein sehr freundlicher Mensch war, sagte er: «Sicher, kommen Sie zu mir, und ich werde mich freuen, Sie zu unterrichten.»

Wir kamen mit Verspätung nach New York zurück und als ich endlich bei Erick vorbeischaute, hatten er und Martha Graham sich schon getrennt. Ich ging dorthin, wohin Erick mich gebeten hatte zu kommen, ins Studio von Martha Graham, und er war schon nicht mehr dort. Und es ist sehr schwer, in New York jemanden zu finden, denn damals war er noch nicht so berühmt.

RR: Das war in den frühen Fünfzigern?

AB: Um genau zu sein, als ich ihn sah, war das 1950, und dann kam ich noch später dorthin. Also lernte ich ein paar Jahre lang bei Martha Graham, dann machte ich Erick ausfindig und arbeitete mit ihm. Nachdem ich eine Zeit mit Erick gearbeitet hatte, sah ich etwas in den Bewegungen von ihm und seinen guten Schülern, etwas Tiefgreifendes, aber ich wusste nicht, wie ich das entwickeln konnte.

Also ging ich eines Tages nach der Stunde zu Erick und sagte ihm das, was ich Ihnen gerade gesagt habe und fragte: «Wie kann ich das schaffen? Denn ich scheine es nicht zu begreifen, indem ich nur an Ihren Stunden teilnehme, da ist noch etwas sehr Unklares, das mir sehr fremd ist und ich nicht selbst herausfinden kann. Kann ich irgendetwas tun, um mehr Klarheit darüber zu bekommen?» Er meinte ja, und er schickte mich zu Barbara Clark, mit der er gearbeitet hatte . . . übrigens hatte er davor auch mit Sweigard gearbeitet.

Ich ging also hin, und auch hier war mir sehr fremd, was sie tat. Bedenken Sie, das war 1951 oder '52, und die Menschen meiner Generation waren über «die Arbeit» nicht so informiert, wie Ihr jungen Leute es seid, denn die Dinge haben sich in all den Jahren verändert. Bilder und Gedanken in dieser Art und Weise zu verwenden, ist nicht mehr so seltsam, wie es damals war, vor allem für einen Menschen mit meinem Hintergrund. Nicht jeder war so steif, wie ich es war (lacht).

Aber ich bin zu Barbara Clark gegangen und sie hat mir eine Stunde gegeben, ich weiß noch, wo es war: über der Art Student's League an der 57sten Straße in New York, in der Nähe der Carnegie Hall. Nachdem ich also herauskam, ging ich zum Bus an der Haltestelle vor Carnegie Hall, und ich dachte: «Was macht diese seltsame Frau eigentlich?» Ich verstand es nicht. Und sie erklärte nichts, wissen Sie. Ich erkläre ein wenig die allgemeine Absicht der «Arbeit», und auch vor jeder Übung versuche ich den Schülern eine Orientierung zu geben, damit sie wenigstens eine Vorstellung davon haben, was sie tun werden, ob sie es nun verstehen oder nicht. Jedenfalls dachte ich: «Was macht diese

Frau?» Und ich war mir uneins darüber, ob ich wieder hingehen oder das Ganze einfach vergessen sollte.

Auf dem Heimweg dachte ich dann: Also, Erick ist ein begabter Mensch. Ich habe ihn gut kennen gelernt. Er war seinen Studenten gegenüber sehr großzügig. Er hat mich irgendwie unter seine Fittiche genommen und mir Bücher empfohlen, die in die Richtung gingen, die ich eingeschlagen habe, Dinge, über die ich Bescheid wissen sollte und von denen ich nichts wusste. Ich bestand nur aus technischem Wissen, also führte er mit mir Gespräche über einige der Bücher über östliche Philosophie, von denen er ziemlich beeinflusst war. Ich dachte also, Erick ist intelligent, begabt und äußerst integer. Vielleicht – und ich wollte mir das nicht eingestehen – gibt es etwas, was mir fehlt.

Ich beschloss daher: Ich werde wieder hingehen. Ich werde herausfinden, was Barbara Clark tut, und ich werde dabeibleiben. Das tat ich also und als ich häufiger zu ihr ging, fing ich an, zu verstehen, und ich begann, ganz gut darin zu werden, und sie bemerkte das und dann . . . Sehen Sie, als ich Barbara kennen lernte, war sie schon 65, und sie fragte mich, ob ich ihr beim Unterrichten assistieren könne. Ich war an meiner eigenen Entwicklung im Tanz und Schauspiel interessiert. Ich hatte wirklich nicht ans Unterrichten gedacht. Das sagte ich Barbara, dass ich eigentlich kein Lehrer werden wollte, aber ich wäre der Meinung, dass ich ihr so viel zu verdanken hätte, dass ich ihr assistieren würde, und ich würde mir Mühe geben. Und so bin ich dort hineinkommen.

Nancy Lyons (NL): Können Sie ein bisschen mehr über Ihre frühen Jahre in Tanz und Theater erzählen?

AB: Wie gesagt, ich war Schauspieler, als ich anfing, mich für Tanz zu interessieren, und obwohl ich viel Unterricht in Tanz hatte, betrachtete ich mich als einen tanzenden Schauspieler, und nicht als reinen Tänzer. Mein erster Auftritt mit einer etablierten Tanzkompanie war bei Charles Weidman, und das hat sich ganz zufällig ergeben.

Ich war mit jemandem befreundet, der zu der Kompagnie gehörte, und ich schaute des Öfteren bei den Proben vorbei. Charles, der ein wunderbarer Humorist war, plante eine Wiederaufführung der Fabeln von Thurber und brauchte einen Erzähler, und er fragte mich. Ich sagte: «Sicher, das würde ich gerne machen.» Er stellte mich nicht einfach wie eine Säule auf die Bühne, sondern er choreographierte kleine, einfache Bewegungen für mich. Als wir dann tiefer in die Arbeit einstiegen, konnte er sehen, dass ich einen Hintergrund in Bewegung hatte, dass ich mich bewegen konnte. Nachdem wir das zu Ende choreographiert hatten, bat er mich, richtig für ihn zu tanzen. Auf diesem Weg begann ich in einer professionellen Kompagnie zu tanzen.

In letzter Zeit habe ich mit Mimi Gerard, einer anderen Tanzhumoristin, gearbeitet.

Die «Arbeit»

RR: Sie sagen, dass die «Arbeit» auf Vorstellungsbildern beruht ...

AB: Ich würde das, glaube ich, nicht so ausdrücken. Ich würde sagen, dass die Vorgehensweise die Anwendung von Vorstellungsbildern einschließt.

RR: o.k., ... um Bewegungsmuster neu zu definieren?

AB: Eigentlich, um Bewegungsmuster umzulernen. Ich würde das gerne so ausdrücken, um es etwas genauer zu fassen. Was Sie tun, ist, die neuromuskulären Muster, die für die Bewegungsmuster hauptsächlich verantwortlich sind, wiederherzustellen oder sie umzubilden.

RR: Nun zu den Mustern selbst. Wie sind sie im Körper verankert oder gespeichert?

AB: Sie werden vom zentralen Nervensystem eingesetzt, geschaffen und gespeichert. Nun, das ist sehr interessant, ich bin wirklich froh, dass Sie das gefragt haben, denn das ist die Grundlage dafür, wie man verstehen kann, worum es bei der «Arbeit» geht. Man könnte sagen, dass Bewegung ein neuromuskulo-skelettäres Ereignis ist und jedes System spielt darin die ihm eigene Rolle. [Siehe auch die detaillierte Erklärung S. @@.]
Was die Bewegung betrifft, sollte man lernen, *was* die Bewegung ist, nicht *wie man* die Bewegung *macht*. Lernen, was die Bewegung ist, ganz spezifisch und sehr genau. Wenn man eine sehr klare Absicht hat, wenn man sich entscheidet, die Bewegung auszuführen, wird das Nervensystem meist das effizienteste muskuläre Muster aussuchen. Das Problem besteht darin, dass viele von uns schon ineffiziente Muster aufgebaut haben, an denen man schon etwas mehr arbeiten muss, um sie verändern zu können. Dort wird das Vorstellungsbild wichtig. Es liefert einen Weg, um in das System hineinzukommen. Es ist immer noch kein direkter Zugang, aber es dient dazu, die Botschaft zu verändern, die an die Muskeln geschickt wird, um das Muster zu verändern.

RR: Jede Bewegung ist also auf einem Bild oder einer Vorstellung aufgebaut? Sie haben erwähnt, dass man eine Absicht hat, die nicht bewusst ist. Könnte das ein unbewusstes Bild oder eine unbewusste Vorstellung der Bewegung sein, die man zu tun beabsichtigt, bevor man sie wirklich macht?

AB: Genau! Das ist das, was ich denke. Tatsächlich schließe ich «Denken» allgemein als Teil des Vorstellungsbildes mit ein. Natürlich, das Bild der Bewegung ist sehr spezifisch. Wenn Sie von diesem Stuhl aufstehen und den Raum verlassen wollen, müssen Sie es denken, bevor Sie es tun. Es passiert nicht einfach so. In dieser Hinsicht glaube ich, ist es eine Form von Bildvorstellung. Gedanke, Verlangen, Absicht, Einsicht, Einstellung. All diese Dinge betrachte ich als Formen bildhafter Vorstellung, die als Teile eines spezifischen Bildes benutzt werden können, um die muskuläre Muster zu ändern.
Alles, was man denkt, beeinflusst einen. Wir merken es nicht. Ich bin an allem interessiert, was mit Gesundheit zu tun hat, und so viele, die sich damit befassen, glauben, dass man ist, was man isst; und ich glaube wie andere auch, dass man ist, was man denkt. Manchmal sage ich meinen Schülern, sie sollen ihre Zeit nicht zu sehr mit negativen Gedanken und zerstörerischem Denken und überflüssigem Brüten verschwenden. Es tut einem nicht gut.
Ich möchte meine Anschauungen darüber hier einmal weiter ausführen, über die reine Verbesserung des neuromuskulären Systems hinaus. Alle Körpersysteme streben nach so genannter Homöostase, das heißt, dass der Körper die ganze Zeit versucht, in einem Gleichgewicht zu sein. Wenn man daher mit einem System arbeitet und damit einigermaßen Erfolg hat, fördert das ebenfalls das Gleichgewicht der anderen Systeme. Diese Arbeit beeinflusst den ganzen Menschen.
Wie ich diese Methode betrachte, sehe ich ein noch umfassenderes Bild als das, was ich gerade beschrieben habe. Wir Menschen erschaffen uns von Augenblick zu Augenblick, von Jahr zu Jahr neu. Unsere Gedanken, unsere Absichten, unsere Wünsche, unsere Einsichten, unsere Einstellungen, all diese Dinge, mit denen wir in unserem Alltag zu tun haben, verändern uns ... wenn auch auf einer unbewussten Ebene; wir tun das für gewöhnlich nicht absichtlich.
Ein großer Nutzen der Methode ist, dass wir sie in flexibler Weise anwenden können, nicht auf eine autoritäre oder strikte Art, sondern auf eine konstruktive Art, so dass wir diesen Prozess vielleicht lenken können, damit er nicht so zufällig abläuft, wie er es im Leben so vieler Menschen tut.

RR: Es ist ein Rahmen für Veränderung, oder ein Mittel, um Veränderungen in eine angemessene Richtung zu kanalisieren.

AB: Genau. Wir würden uns nicht nach, sagen wir, fünf oder zehn Jahren anschauen und uns wundern, wie wir so geworden sind, sondern uns klar machen, dass wir selbst es getan haben, dass wir uns dadurch, wie wir all diese Jahre gelebt haben, geschaffen haben. G.K. Chesterton hat gesagt: «Jenseits der 40 haben wir alle das Gesicht, das wir verdienen.»

RR: Und auch den Körper.

Strukturelle Ausrichtung

RR: Diese Muster, die wir durch unsere Arbeit neu zu definieren suchen, mögen nicht gerne umgemodelt werden, sie widersetzen sich einer Veränderung.

AB: Das ist richtig.

RR: Ich würde gerne Folgendes über die Bilder wissen: Wie funktionieren sie, um diese Muster ummodeln zu können? Wie arbeiten sie auf der Ebene des zentralen Nervensystems und Gehirns?

AB: Ich werde es in der Art erklären, wie ich damit arbeite. Kommen wir zurück zu etwas anderem in der Entwicklung der Arbeit mit Sweigard und Todd. Sie fanden schon früh heraus, dass Bewegungsausführung und Skelettausrichtung völlig voneinander abhängig sind, und dass eine Verbesserung in der mechanischen Effizienz des einen automatisch eine Verbesserung des anderen mit sich bringt.
Ich weiß, das hört sich sehr seltsam an – so fand ich es jedenfalls, als ich das erste Mal davon hörte – aber wenn man darüber nachdenkt, ist es überhaupt nicht seltsam. Wenn die Struktur ausgeglichen ist, bedeutet das, dass die muskulären Muster ausgeglichen sind, denn sie sind dafür zuständig, die Ausrichtung aufrechtzuerhalten. Man wird also nicht gleichzeitig eine ausgeglichene Ausrichtung und ein Ungleichgewicht in den Muskeln haben, welche die Ausrichtung erschaffen. Aus diesem Grund können wir uns auf die Ausrichtung konzentrieren, um das muskulären Muster zu beeinflussen.

RR: Sie umgehen das muskuläre Muster, um die Ausrichtung herzustellen? Sie arbeiten nicht direkt mit den Muskeln, um die Ausrichtung herzustellen, Sie gehen direkt zur Quelle, zum Nervensystem?

AB: Ja. Das Nervensystem kennt Muskeln nicht in der Art, wie viele von uns das glauben. Es kennt Bewegung, es kennt Ausrichtung. Wenn Sie beabsichtigen, eine bestimmte Bewegung auszuführen oder eine bestimmte Ausrichtung zu erreichen, wird das Nervensystem das effizienteste muskuläre Muster gestalten, um Ihre Absicht auszuführen. Es reagiert auf Ihre Absicht bezüglich der Bewegung oder der Ausrichtung, *nicht* auf Ihre Absicht in Hinsicht darauf, welche Muskeln zu benutzen sind. Wenn Sie Bewegung üben, denken Sie die *Bewegung*, nicht die Muskeln.

RR: Sie haben in der Vergangenheit darauf hingedeutet, das es so etwas wie eine einzelne Muskeltätigkeit nicht gibt.

AB: Ich habe gesagt, dass Muskeln in der normalen Funktionsweise nicht einzeln aktiv werden. Der Fehler, den sogar erfahrene Anatomen begehen, besteht darin, dass sie eine Bewegung analysieren und dabei herausfinden, dass ein bestimmter Muskel mit dieser Bewegung verbunden ist und sie dann die Funktion dieses Muskels damit bestimmten, dass er diese Bewegung bewirkt. Das ist in Ordnung, denn es stimmt zum Teil. Aber wenn man nicht sorgfältig ist, kann man auf die Idee kommen, dass dieser Muskel der einzige ist, der diese Funktion erfüllt, wohingegen, wenn man einen Schritt macht, 118 Muskeln involviert sind – grob geschätzt. Einige Yogis haben gelernt, einzelne Muskeln zu isolieren, aber das ist keine normale Funktionsweise.

RR: Diese Idee der «mechanischen Effizienz» muss Sie als ehemaligen Ingenieurstudenten doch sehr angesprochen haben.

AB: Stimmt. Das war eines der Dinge, die mich angezogen haben. Todd und Sweigard haben die strukturelle Ausrichtung sehr stark betont. Ihr hat Sweigard einen ganz besonderen Namen gegeben: *Haltungsmuster.* Sie behauptete, dass jeder Mensch ein für ihn typisches Haltungsmuster hat.

RR: Sie sind individuell verschieden, je nach Körpertyp ...

AB: Körpertyp, und auch wie man seinen Körper gebraucht. Daher hat jeder Mensch ein und nur ein Haltungsmuster. Ich stelle das fest, weil einige Bewegungswissenschaftler diesen Begriff im Plural benutzen, und ich denke, was diese mit ihrer Definition meinen sind «Stellungen», mit anderen Worten, sie bezeichnen die unterschiedlichen Körperstellungen als unterschiedliche Haltungsmuster. Sweigard hat dagegen gesagt, wenn man die Stellung verändere, bliebe das Haltungsmuster erhalten, nur die Körperstellung verändere sich.
Zum Beispiel, lassen Sie mich Sweigards Definition des Haltungsmusters zitieren – das Haltunsmuster ist *die konstante und bleibende Ausrichtung der Skeletteile im Verhältnis zur Mittelachse in der stehenden Grundstellung* – die ist einfach auf beiden Beinen stehend, die Füße parallel, die Hände an den Seiten herabhängend. Das ist anders als in der anatomischen Grundstellung, in der die Arme und Beine auswärts gedreht sind.
Jemand kann zum Beispiel rechtsbetont – nicht rechtshänding – sein, wenn er die rechte Seite in einer Weise benutzt, dass er das Knochengerüst nach rechts von der Mittelachse verzieht und so in Wirklichkeit eine andere Achse erzeugt.

RR: Ein Ungleichgewicht, das auftreten kann, wenn jemand immer eine Seite des Körpers mehr als die andere benutzt; sagen wir, zum Beispiel, ein Postbote oder jemand, der gewohnheitsmäßig eine Tasche über die eine Schulter gehängt trägt?

AB: Genau. Ob man sitzt, steht oder geht, oder die Körperstellung ändert, man hat die Knochen immer noch rechts von der Mitte.
Sweigard fuhr dann fort, zu definieren, was das ideale Haltungsmuster sein könnte. Es ist etwas, das dem mechanischen Gleichgewichtszustand gerecht wird. Sie hat es so definiert: Das Haltungsmuster ist ideal, wenn die Skeletteile oder Lasten so nahe an der Mittelachse, wie es die Struktur erlaubt, ausbalanciert sind, und der Schwerpunkt so tief liegt, wie es die Struktur zulässt. Wieder in der stehenden Grundstellung. Die Bedingung «wie es die Struktur erlaubt» bedeutet einfach, dass man nicht die normalen Konturen des menschlichen Körperbaus verzerren sollte, damit das geschehen kann.
Ich möchte Ihnen erklären, woher das «Haltungsmuster» abgeleitet wurde. Das macht es menschlich und zeigt, woher Sweigard es genommen hat. Mabel Todd war ein Mensch mit einer fantastischen Vorstellungskraft. Sie stellte es sich in kosmischen Begriffen vor. Manchmal hat sie den Aufbau des Menschen mit etwas verglichen, was grundlegend für unsere Welt ist.

RR: Sie hat eine Analogie zwischen der Struktur des Einzelnen und der Struktur des Universums gesehen?

AB: Ja. Todd verglich den Aufbau oder die Struktur des menschlichen Körpers, das, was Sweigard das «Haltungsmuster» genannt hat, mit dem Aufbau der Materie im Universum. Die Himmelskörper, z. B. die Planeten und Sterne stehen in einer bestimmten Beziehung zueinander, und obwohl sie sich bewegen, ist diese Beziehung gleichbleibend. Wenn wir also die Milchstraße anschauen, oder das Sonnensystem, erkennen wir es an dieser Beziehung der einzelnen Teile zueinander. Oder auf der mikroskopischen Ebene können wir den molekularen Aufbau der Materie nehmen: die Moleküle sind in einem bestimmten, für das jeweilige Material typischen Muster angeordnet, sei es nun Holz oder Eisen oder was auch immer, so dass wir es als solches erkennen, wenn wir es sehen. Todd verglich die menschliche strukturelle Ausrichtung mit diesem kosmischen Aufbau und behauptete, dass wir häufig einzelne Menschen an diesem strukturellen Aufbau erkennen, also wiederum an dem, was Sweigard «Haltungsmuster» genannt hat. Todd hat gesagt, dass das besonders auf jene Menschen zutrifft, mit denen wir eine enge Verbindung gehabt haben, Eltern, Kinder, Lebenspartner, wer auch immer.

RR: Man könnte jemanden in der Ferne sehen und wissen, wer es ist, aufgrund der Art, wie er oder sie geht oder steht.

AB: Ja. Daher kommt das Haltungsmuster. Sweigard hat es wissenschaftlicher formuliert, um es auf akademischem Niveau präsentieren zu können. Ich möchte, dass man es von der abstrakten, intellektuellen Ebene ins Alltägliche zurückholt, damit man die menschliche Seite daran versteht.

RR: Also, jeder hat ein für ihn oder sie charakteristisches Haltungsmuster; gibt es auch ein Haltungsmuster, das ideal für einen jeweiligen Menschen ist?

AB: Ja. Wie gesagt: die Skeletteile sind so nahe an der Mittellinie ausbalanciert, wie es die Struktur erlaubt,. Das ist das Ideal. Sweigard hat es ein unerreichbares Ideal genannt, weil niemand vollkommen sein wird.

RR: Weil Vollkommenheit einen Endzustand impliziert, und, wie Sie erwähnt haben, Menschen einem fortwährenden Prozess der Veränderung unterliegen.

AB: Das glaube ich. Und ich glaube, dass es sehr gesund ist, sich vorzustellen, dass all diese Prozesse kontinuierlich weiterlaufen, dass sie nie ganz ihren Endzustand erreichen, so dass man sich immer im Werden befindet.

RR: Das geht auch auf der Ebene der Vorstellungsbilder; die Bewegung hört nie auf, wenn man mit den Bildern arbeitet.

AB: Wir verwenden in dieser Arbeit hauptsächlich Vorstellungsbilder, die eine Bewegung von einzelnen Teilen des Knochengerüsts in Bezug zur Mittelachse beinhalten – müssen sie sich hinauf, hinunter oder nach außen bewegen? Wenn wir uns diese Bewegung vorstellen, reagiert das Nervensystem damit, ein muskuläres Muster aufzubauen, das diese Bewegung ausführen würde. Einige der Muskeln müssen sich entspannen. Andere müssen sich anspannen. Das ist mit etwas verbunden, das ich manchmal «differenzierte Entspannung» nenne, aber es ist keine vollständige Entspannung.

RR: Man muss die richtige Spannung herstellen.

AB: Richtig. Wir benutzen Bilder, um daran zu arbeiten. Eine Gruppe von Bildern entspannt Muskeln, die anderen erhöhen den Tonus. Es ist ganz einfach. Diejenigen Bilder, die dahingehen, einen größeren Abstand zwischen den Skeletteilen zu erschaffen, sind im Allgemeinen die, welche die Muskeln entspannen werden, denn es sind diese Muskeln, welche die Knochen näher zusammenbringen. Diejenigen Bilder, die dahingehen, dass zwei Knochen näher zusammenkommen, wären dann die, welche einen höheren Muskeltonus fördern. Man muss Tonus entwickeln. Alle Muskeln brauchen etwas Tonus. Vollständige Entspannung bedeutet Tod.

RR: Das ist das, worauf Todd am Schluss von *The Thinking Body* hinweist, dass Entspannung keine vollständige Erschlaffung darstellt. Es bedarf eines Gleichgewichts zwischen Aktivität und Loslassen.

AB: Unbedingt. Das ist etwas, das an der Arbeit von Todd häufig nicht verstanden wird. Die Art der Entspannung, von der sie spricht, ist ein Gleichgewicht zwischen der Arbeits- und der Erholungsphase. Wenn man sich die Körperphysiologie anschaut, sieht man, dass, soweit ich das festgestellt habe, alle Arbeitsphasen, die autonom ablaufen, von einer Ruhephase abgelöst werden: Herzschlag, Atmung, jede Zellaktivität, alle haben Pausen. Wenn nicht, könnte der Organismus nicht ein Leben lang funktionieren, ohne für längere Zeit auszusetzen, und das Leben wäre zu Ende.

Wenn man die Struktur durch die Vorstellungsbilder ins Gleichgewicht bringt, bringt man das Muskelsystem als Ganzes ins Gleichgewicht, was wiederum die Anordnung des Skeletts ins Gleichgewicht bringt. Daher schließt ein gutes Haltungsmuster ein, dass die Muskeln im Gleichgewicht sind. Allgemein ausgedrückt spiegeln die muskulären Muster des Körpers insgesamt das Haltungsmuster wieder, und umgekehrt.

RR: Die Muskeln ziehen die Knochen in die angemessene Ausrichtung.

AB: Das ist richtig. Ich glaube, es ist besser, das so auszudrücken, als zu denken, dass die Muskeln das Gewicht halten. Die Muskeln müssen schon etwas arbeiten, um die aufrechte Haltung zu bewahren, das ist klar. Aber es ist nicht so viel, dass man das Gewicht mit den Muskeln hochzieht und fest hält und es auf diese Weise stützt. Sondern es ist eher so, dass die Muskeln damit beschäftigt sind, die Knochen wirkungsvoll in der Schwerkraft auszurichten, so dass das Gewicht so wenig wie möglich von den Muskeln gehalten werden muss. Es ist deutlich weniger Aufwand, als die Leute sich klar machen, denn wir strengen uns meist viel zu sehr an. Man kann eine wunderschöne aufrechte Haltung haben ohne diese Mehrarbeit. Was ich meine ist, dass man diese ideale Ausrichtung erreichen kann, aber wenn man an dieser Haltung starr fest hält, ist sie nicht wirklich ein ideales Haltungsmuster. Ich glaube, dass Starrheit eine der Hauptsünden ist, die wir bei dem Versuch begehen, das Haltungsmuster oder die strukturelle Ausrichtung zu verbessern.

Ich möchte auch betonen, dass die gesamte, dem Haltungsmuster zugrundeliegende Vorstellung ein Zustand der Balance sein muss. Das Schlüsselwort ist «Balance», denn wenn man ausbalanciert ist, kann Balance ihrem Wesen nach kein Festhalten sein. Wenn Sie schon einmal Seiltänzern zugeschaut haben: wenn die beim Gehen auf dem Seil unbeweglich, statisch würden, würden sie herunterfallen und sich den Hals brechen.

Wir müssen uns mit dem Gedanken vertraut machen, dass sich der Zweibeiner tatsächlich in einer sehr gefährdeten Balance auf diesen zwei dünnen Stelzen, Beine genannt, befindet, und gäbe es unser Balanciervermögen nicht, würden wir umfallen. Dieser Vorgang geschieht ständig, in jedem Augenblick. Wir denken darüber nicht nach, weil es schon so etwas wie ein Reflex geworden ist. Das ist das Schlüsselwort des Ganzen: Balance.

Die Vorstellungsbilder

RR: Was macht ein wirksames Vorstellungsbild aus?

AB: Das Bild muss, damit es wirken kann, auf das Nervensystem einen starken Eindruck machen, und damit es das tun kann, muss es ungewöhnlich sein. Es sollte nicht langweilig, vielmehr sehr reizvoll sein. Dies kann es erreichen, indem es unerhört, lächerlich oder wunderschön ist, oder so außergewöhnlich in anderer Weise, um die Aufmerksamkeit des Nervensystems auf sich zu lenken.

RR: Mir gefällt, was Sie einmal über das Bild als Köder und das Nervensystem als Fisch gesagt haben.

AB: Ja. Und man muss den Köder so anziehend wie möglich für den Fisch machen, damit er anbeißt. Da kommt das «kreative» in dem Titel zum Tragen, mit dem ich die meine Arbeit oft bezeichne – kreative Annäherung an Bewegung und Ausrichtung – denn es ist der Einzelne, der die Voraussetzungen schafft, um die Veränderung zu ermöglichen.
Todd hat etwas in ihrem Buch *The Thinking Body* gesagt, was so wunderbar war. Man kann es immer wieder lesen und jedes Mal versteht man etwas, was man vorher nicht mitbekommen hat. Sie sagte, dass eine gute Bewegung auf die gleiche Art geschieht, wie es regnet, schneit, hagelt und wie der Wind bläst – weil die Voraussetzungen stimmen.
Ich denke, das ist eine so tiefsinnige Art auszudrücken, worum es geht, und uns von den mechanistischen Vorstellungen zu lösen, bei denen wir über Synapsen usw. sprechen. Man braucht ein solches Verständnis, weil das jeweilige Verständnis, das man mitbringt, schon Teil des Bildes ist.

RR: Sie vermitteln vier sehr spezifische Prinzipien, die man beim Gebrauch der Vorstellungsbilder beachten muss.

AB: Erstens muss das Bild in Bewegung sein, es muss im Partizip Präsens sein, im gegenwärtigen Moment geschehend, es muss dynamisch sein. Wenn es statisch ist, gehalten wird, erschafft man eine statische Reaktion des Nervensystems in der Wirkung auf die Muskeln, was wiederum eine Art von Festhalten bewirkt.

RR: Was in der Bewegung nicht wirksam wäre.

AB: Und auch nicht im Stehen. Und jetzt bin ich in eine Falle gegangen, ich wusste es. Das Stehen ist in Wirklichkeit Bewegung, weil niemand jemals völlig unbeweglich ist. Es gibt immer eine Bewegung von der Mittelachse fort und wieder auf sie zu, und Sweigard dachte, – da stimme ich ihr zu – dass diese

Bewegung umso schneller und die Abweichung umso kleiner ist, je dynamischer das Haltungsmuster ist; und je weniger dynamisch das Haltungsmuster ist, desto weniger schnell die Bewegung und desto größer die Abweichung von der Mittelachse.
Als Nächstes muss man sich klar darüber sein, wo das Bild im Körper ist. Und da das Bild in Bewegung sein wird, muss es auch eine klare Richtung haben. Das vierte Prinzip beim Gebrauch der Vorstellungsbilder ist, dass man keine absichtliche Bewegung machen darf.
Ich unterteile die Bilder in zwei allgemeine Kategorien (man kann sie aber auf viele Arten einteilen). Die erste Kategorie umfasst das, was ich Skelettbilder nenne, das heißt einfach, sich die Skelettknochen vorzustellen und ihre Beziehungen zueinander. Ein Beispiel dafür ist, wenn man sich vorstellt, dass das Körpergewicht oben auf den Enden der Oberschenkelknochen ruht.

RR: Sie zeigen Abbildungen von Knochen und verwenden ein Skelett in Ihrem Unterricht. Glauben Sie, es ist wichtig, dass die Schüler eine gute Vorstellung davon haben, wie die Knochen aussehen, bevor sie versuchen, sie sich vorzustellen?

AB: Ich glaube, es ist sehr gut, wenn sie das haben, besser noch als eine Abbildung ist der Knochen selbst. Ich möchte, dass die Schüler durch das Anfassen einen sinnlichen Eindruck von der Form und Masse eines Knochens, sowie von der Struktur des Knochengerüsts bekommen.

RR: Die Bilder selbst beziehen sich auf die Knochen?

AB: Ja. Nehmen wir ein Bildpaar, zwei der «neun Bewegungslinien», wie sie von Sweigard aufgezeigt worden sind, die zusammengehören: eines ist, sich ein *Schmalerwerden der Beckenvorderseite in der Breite* vorzustellen; das Gegenstück dazu ist das *Weiterwerden in der Breite der Rückseite des Beckens.* Das wird nun nicht die tatsächliche Struktur des Beckens verändern, aber es beeinflusst die Muskeln vorn am Becken so, dass sie sich zusammenziehen, und die Muskeln hinten am Becken so, dass sie sich lösen. Wir benutzen also das Skelett und stellen uns seine ideale Ausrichtung vor, um die Muskeln zu beeinflussen.

RR: Und die zweite Kategorie wird abstrakte Bilder genannt?

AB: Abstrakte oder nicht-anatomische Vorstellungsbilder verwenden symbolische Darstellungen des Skeletts oder des Körpers, z. B. als Anzug. Das heißt, anstatt uns die Bewegungen der knöchernen Strukturen vorzustellen, stellen wir uns die Bewegungen des Anzugs vor. In diesem Fall stellt man sich eine Hose mit zwei Taschen an der Rückseite vor, die sich auseinanderbewegen und vorne zwei Taschen, die sich aufeinander zu bewegen.

Ob wir die eine oder die andere Art von Vorstellungsbildern benutzen, es ist der ganze Körper, der beeinflusst wird – d.h. wenn das Nervensystem den Köder annimmt –, denn der ganze Körper wird sich an jede Veränderung anpassen, die man in einem Körperteil bewirkt.

RR: Haben diese Bilder auch etwas mit dem zu tun, was Todd die Druckglieder und Zugglieder des Körpers genannt hat?

AB: Todd weist darauf hin, dass Lasten dadurch gehalten werden, dass sie entweder auf etwas aufliegen, an etwas aufgehängt sind oder eingespannt werden. Wenn ein Gewicht aufliegt, wird es von einem so genannten Druckglied getragen, im Körper sind das im Allgemeinen die Knochen. Beim Hängen ist die Last an einem so genannten Zugglied befestigt, im Körper sind das meist die Muskeln. Und ein Gewicht einzuspannen geschieht durch eine Kombination von Aufliegen und Hängen.

Todd sagte, dass wir es so weit wie möglich den Druckgliedern überlassen sollten, gegen die Belastung durch die Schwerkraft anzugehen, d.h. das Gewicht zu tragen, damit die Muskeln, die Zugglieder, dafür frei sind, die Knochen zu bewegen.

Natürlich kann man nicht allein auf den Knochen ausbalanciert sein, ohne irgendwelche Arbeit in den Muskeln, weil der Körper unregelmäßig geformt ist – die beiden Seiten sind symmetrisch, aber nicht die Vorder- und Rückseite. Damit wir also sitzen und stehen können, müssen ein paar Muskeln arbeiten, um für Aufrichtung und Gleichgewicht zu sorgen. Was Todd daher mit ihrer Arbeit zu erreichen versuchte, war, Menschen zu lehren, wie sie zu einem Gleichgewicht zwischen Unterstützung durch die Knochen und Halt durch die Muskeln finden können. Das ist eine der fruchtbaren Ideen, die Todd in die Körperschulung eingebracht hat, nämlich die Idee, die Lasten, die auf den Knochen ruhen und die Lasten, die an den Muskeln hängen, miteinander ins Gleichgewicht zu bringen.

Ich habe oft darauf hingewiesen, dass das, was wir tun, darin besteht, Energie umzuverteilen. Wenn sich in einem Teil des Körpers etwas löst, muss es eine begleitende Verlagerung der Energie dorthin geben, wo man einen Halt braucht, für das, was man löst. Sonst würde man umfallen. Das trifft besonders auf das klassische Bild von Todd *«auf der Vorderseite der Wirbelsäule nach oben, auf der Rückseite nach unten»* zu: das «auf-der-Vorderseite-nach-oben» aktiviert die Zugglieder vor der Wirbelsäule, das Lösen im Rücken verlagert die Unterstützung von den Rückenmuskeln in die Wirbelsäule. Wenn das «auf-der-Vorderseite-nach-oben» nicht da ist, kann man in aufrechter Stellung im Rücken nicht loslassen, denn man braucht etwas Muskelkraft, sonst fällt man um.

Noch eines zu den Bildern. In der konstruktiven Ruhe sollte man keine absichtlichen Bewegung machen. Immer, wenn man absichtliche Bewegungen macht, benutzt man normalerweise das eingefahrene Muster für diese Bewegung – unbewusst, man macht das nicht absichtlich. Das ist die Botschaft, die vom Nervensystem an die Muskeln geht, die einen bewegen. Diese Botschaft kommt ziemlich automatisch.

Nun liegen Sie da und wollen diese Botschaft verändern. Wenn Sie dann eine willentliche Bewegung während der konstruktiven Ruhe machen, haben sie einander widersprechende Botschaften, die im Nervensystem aufgebaut werden; es ist wie ein Tauziehen zwischen dem eingefahrenen Muster und dem neuen, das man aufzubauen versucht. Und die eingefahrene Botschaft oder das alte muskuläre Muster wird für gewöhnlich die Oberhand über das neue Bild bekommen.

Durch Bewegung wird das alte Muster aktiviert. Wenn Sie in der konstruktiven Ruhe liegen, löst man dieses Muster nicht aus, weil man in dieser Lage keine Muskeln benötigt, um in derselben Stellung zu bleiben; das ist daher die Stellung, in der wir viel Zeit mit der Anwendung der Vorstellungsbilder verbringen.

Es ist wie eine Tafel: Man muss sie erst wischen, bevor man eine neue Nachricht darauf schreiben kann. Diese Stellung gibt Ihnen eine Gelegenheit, die Tafel auszuwischen.

Es gibt noch etwas, was damit zusammenhängt, dass man nämlich das Geschehen nicht beurteilen sollte, während es stattfindet. Wenn man es nämlich tut, gibt man nicht die Botschaft des Bildes in das Nervensystem ein, sondern überflüssige Informationen, die nichts mit dem zu tun haben, was man zu erreichen versucht. Sie wirkt wie Sand im Getriebe des Vorgangs. Hinterher kann man ihn beurteilen, oder was auch immer, aber solange man sich in dem Prozess befindet, sollte man es nicht tun.

Schon die Tatsache, dass die KRL eine Stellung ist, in der wir uns nicht oft befinden, hat eine Wirkung. Die Stellung zu wechseln hilft, alte Muster aufzubrechen. Es gab einen Jazzmusiker in New York, der in den Nachtclubs arbeitete. Vor jedem Set ging er immer in den Hinterhof des Nachtclubs und brachte sich in irgendeine seltsame Lage, er hing sich z.B. über einer Mülltonne aus, weil er wusste, dass das seine Muster änderte, seine kreative Energie freisetzte. So tragen Veränderungen der Stellung, auch wenn sie nicht so passiv wie die konstruktive Ruhe sind, dazu bei, Muster zu verändern.

RR: Sie haben einmal gesagt, das Ziel der Bilder sei es «zum Bild zu werden»; alles andere beiseite zu schieben, solange man mit dem Bild arbeitet.

AB: Das ist richtig. Es ist wie ein spielendes Kind, das so tut, als sei es jemand anderer. Das Kind weiß, dass es nicht der andere ist, aber für den Moment glaubt es, es wäre er. Aber unterschwellig ist es sich vollständig klar darüber, dass es nicht so ist. Das ist das, was ein guter Schauspieler tun muss. Ein weiterer Grund, warum mich diese Arbeit angesprochen hat, war meine Erfahrung als Schauspieler. Man wird zu dem Charakter, den man spielt ... Ich stelle das sehr ausführlich dar, denn, wenn man sagt «man wird zu dem Bild», weiß man irgendwo genau, dass man nicht das Bild ist.

RR: Was Sie hier ansprechen, ist etwas, was ich mir bisher nicht ganz klar gemacht habe, dass nämlich eine sehr starke spielerische Seite in dieser ganzen Arbeit existiert.

AB: Ja. Man sollte mit den Bildern spielen, mit dem Vorgang spielen, Spaß dabei haben.

RR: Als Schüler geht man in Ihren Unterricht und benutzt die Bilder, die Sie dort vorstellen. Wie geht man dann vor, um eine «Bibliothek» der eigenen Bilder aufzubauen? Nimmt ein Schüler das, was sich für die eigene Tätigkeit als besonders wirkungsvoll erwiesen hat?

AB: Ich bitte die Schüler, zuerst die Vorstellungsbilder ziemlich genau so zu verwenden, wie ich sie präsentiert habe, oder die von Todd, Sweigard, Clark ... aber dann, wenn sie darin geübter werden und die Essenz des Bildes erkennen, können sie sie auf ihre eigenen Bedürfnisse zurechtschneiden. Ich glaube, sie sollten das nicht gleich tun, weil sie anfangs wahrscheinlich nicht verstehen, wohin es geht.

Einer der Gründe, warum ich nicht allzu viel dazu sage, wohin es geht, ist, dass es nicht gut ist, in das zu verfallen, was F. M. Alexander «Zielfixiertheit» genannt hat. Wenn man zu sehr mit dem vielleicht wünschenswerten Endergebnis beschäftigt ist, verwirrt man das Nervensystem. Man versperrt sich auch anderen Reaktionen des Nervensystems, die nicht dem entsprechen, was man sich als Reaktion auf das Bild wünscht.

Ich lege Wert darauf, dass man als Schüler diesen anderen Dingen gegenüber, die geschehen können, offen bleibt. Dann kann man später schließlich verstehen, welche anderen Dinge man braucht. Man weiß das selbst besser als jeder andere. Wenn man einmal dieses bessere kinästhetische Verständnis erreicht hat, dann weiß man, was man tun muss.

Denken Sie einfach daran, dass die auf Sie persönlich zugeschnittenen Bilder für das Nervensystem interessant sein müssen, das heißt, interessant für Sie. Ich kann Ihnen ein Beispiel nennen: Das Bild des Anzugs. Jeder Mensch wird seine eigenen Wünsche hinsichtlich Stil, Farbe, oder Stoff der Bekleidung haben. Manche mögen den Stil anziehend finden, oder im Gegenteil, abscheulich. Das Prinzip besteht darin, dass das Bild ziemlich aktiv sein muss, und es muss außergewöhnlich oder sogar unerhört sein. Daher könnte der Stil ansprechend sein, oder er könnte abscheulich sein – das würde die Aufmerksamkeit des Nervensystems auf sich ziehen. Das würde den «Köder»

anziehender machen, sogar auf eine negative Weise. Manche Personen sind mit so einer Art, Aufmerksamkeit zu bekommen, sehr erfolgreich.
Aber wir unterscheiden uns alle darin, wie unser Nervensystem organisiert ist, und ich glaube, dass das der Grund für unsere verschiedenen Geschmäcker ist. Manche Schüler sprechen auf einige Bilder sehr gut an, sie mögen sie und finden sie wirksam. Andere schauen sich dieselben Bilder an und können nichts damit anfangen. Das Problem liegt nicht bei dem Einzelnen oder bei dem Bild, sondern einfach darin, dass jeweiligen Nervensysteme unterschiedlich organisiert sind.

RR: Bieten Sie dann verschiedene Bilder an?

AB: Das tue ich im Unterricht die ganze Zeit. Ich hoffe, wenn ich lange genug mit einer Gruppe von Schülern arbeiten kann, sie mit einem der Bilder zu erreichen; daher vermittle ich eine Vielzahl von Bildern.
Man braucht die Vielfalt. Auch wenn ein Vorstellungsbild jemanden sehr anspricht, wird das Nervensystem durch die Wiederholung eingeschläfert und schließlich wird es ein «alter Hut» sein. Irgendwann wird das Nervensystem kaum noch reagieren oder das Bild nicht mehr annehmen. Man muss daher andere Vorstellungsbilder verwenden. Ich rate allen, die mit dieser Methode arbeiten, sich nicht zu zwingen, falls sie einem Bild begegnen, das bei ihnen nicht funktioniert. Sie sollten zunächst die Bilder verwenden, zu denen sie sich am meisten hingezogen fühlen. Die Bilder, die nicht funktionieren, sollten sie nicht gänzlich abtun, sondern sie im Hinterkopf behalten und irgendwann wieder auf sie zurückkommen. Wenn man sich auf diese Arbeit einlässt und sich verändert, ist es so, als würde man dieses Bild einem anderen Menschen vermitteln. In dem Maße, wie sich das Haltungsmuster verändert, sieht man die Welt mit anderen Augen.

RR: Wenn man also Vorstellungsbilder auf seine eigenen Bedürfnisse zuschneiden möchte, ist das etwas, was man direkt erleben muss, um herauszufinden, was für einen selbst am wirkungsvollsten ist.

AB: Das wichtige Wort ist «erleben». Bilder sollten ein Erlebnis vermitteln, es sollten nicht einfach kalte, mechanische Bilder sein. Wenn man bei den Bildern nichts erlebt, dann würde ich sagen, dass das Nervensystem nicht «anbeißt», es nimmt den Köder nicht an. Es ist wie in der Kunst. Wenn man tanzt oder einen Auftritt hat und man nicht innerlich beteiligt ist, passiert nichts, dann ist es steril, es ist keine Kunst. Genauso ist das mit den Bildern.
Ich glaube, einer meiner Beiträge zu der Arbeit ist es, die Kunst, die Anwendung der Ideokinese zu betonen, und nicht so sehr auf den technischen Aspekt einzugehen.

RR: Gibt es noch etwas, was Sie gerne über Ihren Beitrag zur «Arbeit» sagen möchten?

AB: Ich glaube, ein Beitrag ist es, den Bildern mehr «Fleisch» zu geben, so dass sie mehr sind als mechanische Abbildungen. Ich habe in den Prozess ganz allgemein eine Betonung der Tatsache gebracht, dass alles Denken die Muskelaktivität und tatsächlich den ganzen Körper beeinflusst, insbesondere Absichten, Wünsche, Einstellungen und Einsichten. All das ist in das Bild eingebunden. Das sind die Merkmale, die ich den Studenten vermittle, damit das Bild lebendig wird, um es dynamisch zu gestalten, es für das Nervensystem anziehend zu machen.

Nehmen Sie zum Beispiel das klassische Bild von Todd, bei dem man «auf der Vorderseite der Wirbelsäule nach oben» und «auf der Rückseite nach unten» denkt. Ich vermittle das als das Bild eines Flusses, der vorne an der Wirbelsäule hinauf und am Rücken hinunterfließt. Der Schüler wird gebeten, sich auch die Wassertemperatur, seine Farben, seine Fließgeschwindigkeit vorzustellen und das Brustbein als eine Brücke (unter der der Fluss durchfließt). Während der Fluss den Rücken hinunter strömt, stellt er sich vor, dass die Dornfortsätze (die kleinen Finger hinten an der Wirbelsäule) herunterfallen.

RR: Was sind die Unterschiede zu den Vorgehensweisen von Barbara Clark und Lulu Sweigard?

AB: Sweigard hat den wissenschaftlichen Aspekt betont, Clark den künstlerischen.

RR: Können Sie etwas dazu sagen, wie jede der beiden die «Arbeit» vorangebracht, oder die Art, wie sie unterrichtet wurde, verändert hat?

AB: Es steht außer Frage, dass Sweigard die «Arbeit» im wissenschaftlichen Bereich annehmbarer gemacht hat, indem sie einen strikten wissenschaftlichen Ansatz beibehielt.

Clarks großer Beitrag war es, der «Arbeit» ein menschliches Gesicht zu verleihen. Nicht dass Sweigard unmenschlich gewesen wäre, aber Clarks künstlerischer Ansatz machte die Arbeit noch menschlicher, noch mehr als Todd es getan hat. Außerdem, und das ist jetzt meine eigene Meinung, war Clark einfach außerordentlich darin begabt, Bilder für das zu erfinden, was jeweils getan werden musste. Sie schien einfach den Dreh herauszuhaben, die Sprache der Imagination zu sprechen. Das hat sie an ihre langjährigen Schüler weitergegeben – an mich, an Pamela Matt, an John Rolland.

An eines der herrlichsten Dinge, an das ich mich über das Lernen bei Barbara erinnere, ist, dass wir so weit kamen, dass wir in der Bildsprache miteinander redeten und nicht in der Sprache sachlicher Information. Das bedeutet einen Riesenunterschied hinsichtlich der Art, wie man die Arbeit anwendet. Wenn man mit seiner Bewegung besser werden will, muss man die Sprache der Bewegung sprechen. Es ist ganz ähnlich wie bei einem Schauspieler: wenn man eine Szene oder einen Charakter psychologisch analysiert, wie das manche Schauspieler in der modernen Zeit tun, ist das in Ordnung, aber es hilft dem Schauspieler nicht, den Charakter lebendig werden zu lassen, wenn er nicht die Fähigkeit hat, es in Verhalten umzusetzen.

RR: Findet in Ihren Stunden viel Bewegung statt, oder sind die Teilnehmer meistens passiv?

AB: Es gibt nicht sehr viel Bewegung im Unterricht. Sehr viel davon ist vorgestellte Bewegung. Es gibt nicht viel körperliche Bewegung, aber die Teilnehmer sind nicht passiv. Sie sind geistig sehr aktiv. Die Konzentration, die geistige Arbeit, die man braucht, um sich die Bilder gut vorzustellen, ist enorm. Nicht jeder ist sich darüber im Klaren, wie wichtig geistige Anstrengung, oder Konzentration für körperliche Aktivität ist, um alltägliche Dinge zu erledigen, ob sie nun körperlicher oder geistiger Natur sind.
Darüber hinaus ist es ein wichtiger Bestandteil des Tanzes, sich auf das, was man tut, konzentrieren zu können, was ja bedeutet, dass man seine Vorstellungskraft einsetzt. Wenn ich meine Tanzstudenten an der NYU dabei beobachte, wie sie eine Phrase verpatzen, kann ich sehen, woher das kommt: ein geistiger Ablauf hat ausgesetzt, oder sie sind irgendwie geistig erschöpft, und dann verlieren sie die Konzentration und die Bewegung geht schief.

RR: Welche Rolle spielt die Atmung in Ihrer Arbeit?

AB: Sweigard hat das sehr gut ausgedrückt. Sie sagte, man könne nicht besser atmen, als es das Haltungsmuster zulässt. Wenn man verspannt ist, oder eine schlechte, eingesunkene Haltung hat, usw., beeinträchtigt das automatisch die Wirksamkeit der Atmung. Daher besteht mein Ansatz im Wesentlichen darin, dass der Organismus von solchen Einschränkungen befreit werden sollte, damit sich die Atmung frei entfalten kann.

Die Ausbildung von TänzerInnen

NL: Glauben Sie, dass die Arbeit, die Sie machen, Tänzern und Sportlern von Nutzen sein könnte, um Verletzungen zu vermeiden?

AB: Oh ja! Denn je besser man koordiniert ist, umso geringer ist die Wahrscheinlichkeit, dass man sich verletzt. Das war immer mein Anliegen, Menschen darin zu schulen, gute Bewegungsmuster zu erlernen, um Verletzungen zu vermeiden.

NL: Haben Sie Ihre Arbeit als Unterstützung beim Heilungsprozess verwendet?

AB: Ich habe diese Arbeit hauptsächlich im pädagogischen Sinn, und nicht im therapeutischen Sinn umgesetzt, obwohl sie für viele Studenten, die mit mir gearbeitet haben, in großem Maße eine therapeutische Funktion gehabt hat. Aber das ist nicht mein Hauptanliegen gewesen.

Anfangs habe ich so gearbeitet wie die meisten Menschen, die zu mir in die Stunde kamen. Ihr Wunsch war es, körperlich zentrierter zu werden. Dann begann ich zu sehen, wie die Arbeit die Menschen psychisch zentrierte. In den Stunden sehe ich – und das ist einer der Gründe, warum ich immer noch unterrichte – wie schön die Menschen aussehen, wenn sie anfangen, zu ihrer Mitte zu kommen.

NL: Eines der zurzeit am meisten diskutierten Themen in der Tanzausbildung ist, wie man Tänzer heranbilden kann, die sich ganzheitlich und integriert bewegen können, die als Bewegungskünstler sich selbst gegenüber verantwortungsbewusst sind, die denkende, fühlende, spürende ganze Menschen sind und keine hochtrainierten Darsteller mit einem Koffer voller Tricks. Können Sie etwas dazu sagen, was Ihre Arbeit damit zu tun hat?

AB: Das ist etwas, das mir sehr am Herzen liegt. Ich glaube, dass ein Tänzer oder Darsteller oder Sportler ausgehend von seinem jeweiligen Zustand arbeiten muss. Das will sagen, man kann nicht mit einer Methode arbeiten, um sich weiter zu entwickeln, während man in einer Aufführung ist; das muss man tun, bevor man auftritt. Ich habe diese besser integrierten muskulären Muster entwickelt, während ich Tanzen lernte, während ich an einem Tanz gearbeitet habe und dann habe ich das, was ich entwickelt hatte, in die Aufführung gebracht. Denn wenn ich auftrete, will ich auftreten, dann möchte ich kein Schüler eines Kurses für Körperentwicklung sein. Das ist etwas, was ich meinen Schülern immer wieder einpräge: Ich möchte nicht, dass Sie aussehen wie jemand, der eine gute Haltung erlernt hat, wenn Sie auf der Bühne stehen. Ich möchte Sie tanzen sehen, ungehindert.

NL: Eines der Ziele von Tänzern ist Leichtigkeit und Effizienz in der Bewegung. Wie beeinflusst die Ausrichtung des Skeletts die Leichtigkeit und Effizienz der Bewegung?

AB: Todd und Sweigard haben schon früh in ihrer Unterrichtslaufbahn herausgefunden, dass die Ausrichtung des Skeletts und das Bewegungsvermögen gegenseitig völlig voneinander abhängig sind, und dass eine Verbesserung in der mechanischen Effizienz eines der beiden automatisch zu einer Verbesserung des anderen führt. Das Schlüsselwort in diesem Zusammenhang ist Balance. Sie erlaubt freie, fließende Bewegung und Leichtigkeit der Bewegung. Das ist vor allem etwas, was mir bei Erick Hawkins aufgefallen ist; etwas, von dem ich nicht wusste, wie ich es erreichen konnte, als ich anfangs sein Schüler war. Das war eines der herausragenden Kennzeichen von Ericks Arbeit, die Leichtigkeit der Bewegung, und trotzdem war die Bewegung kraftvoll – starke, bestimmte Bewegungen, aber mit Leichtigkeit. Ich habe selten eine andere Tanzkompanie gesehen, deren Tänzer das so einheitlich aufweisen konnten.

NL: Gibt es noch andere Methoden, die Sie für die Tanzausbildung empfehlen würden?

AB: Ich bin immer an der Contact Improvisation interessiert gewesen. Wenn man anfängt, zu lernen, sein Gewicht von den Knochen tragen zu lassen, oder zu lernen, mit dem Boden in Kontakt zu kommen, hilft einem das, ein Gefühl für Gewicht und Gewichtsverlagerung zu bekommen. Wir üben recht intensiv, das Körpergewicht oben auf den Oberschenkelknochen zu balancieren. Es ist eine einfache Übung, ein einfacher Gedanke, aber mit sehr tief greifenden Ergebnissen, wenn man es pflegt.

Wenn Sie nun in der Contact Improvisation einen anderen Menschen erspüren, mit dem Gewicht des anderen arbeiten, und spüren, wie er sich mit Ihrem Gewicht verbindet, unterstützt Sie das darin, zu lernen, Ihr Gewicht an die richtige Stelle zu bringen. Im Laufe der Jahre habe ich meinen Schülern oft empfohlen, Contact Improvisation zu machen, damit sie gründlicher verstehen können, was ich sie lernen lassen möchte.

Ich denke, dass jeder Tänzer in zwei Techniken ausgebildet sein sollte. Eine ist Stepptanz, ob man nun Stepptänzer werden will oder nicht, weil er eine so phantastische Koordination aufbaut. Das andere Training, das alle Tänzer durchlaufen haben sollten, wieder unabhängig davon, ob sie es weiter betreiben wollen oder nicht, ist Contact Improvisation, weil sie einem dieses Gespür für Gewicht vermittelt, das so wichtig ist. Zu lernen, Gewicht zu erleben und was Gewicht ist, und zu lernen, die Schwerkraft zu nutzen. Denn die Schwerkraft ist beim Tanzen nicht ihr Feind, wie viele Tänzer glauben, sie ist ihr größter Verbündeter.

Contact Improvisation ist fast so etwas wie das Tai-Chi des zwanzigsten Jahrhunderts . . . zumindest ein Teil von Tai-Chi. Im Tai-Chi gibt es, was man «Push-Hands» nennt, wo man den Partner berührt, seine Standfestigkeit und seine Koordination erspürt. Contact Improvisation, so wie ich das sehe, ist ein anderer Weg, das zu tun.

NL: Ihre Arbeit hat eine deutliche Verbindung, in philosophischer Hinsicht, zu östlichen Religionen und Kampfkünsten. Können Sie ein wenig mehr dazu sagen?

AB: Diese Arbeit will Geist und Körper zusammenbringen. Sie ist eine der originären Körper-Geist Integrationstechniken des Westens. Todd begann ungefähr in der Zeit des ersten Weltkrieges, vielleicht 1914. Ihre Arbeit hat eine Verbindung mit östlichem Denken, mit der östlichen Vorgehensweise insofern, als sie zum Ziel hat, dass ein Mensch sich geschickter, nicht angestrengter bewegt («smarter, not harder»). Sie schafft eine Bewusstheit, die man nicht hat, wenn man nicht völlig in der Bewegung präsent ist, nicht nur mit dem Körper, sondern mit dem Geist. Man begibt sich ganz in die Bewegung, mit dem ganzen Selbst.

Ich lege Wert darauf, diese Arbeit in den Alltag zu integrieren, so dass man die Prinzipien anwendet bei allem, was man tut, ob man die Straße hinuntergeht, die Treppen hinaufsteigt, oder sich die Zähne putzt. Gute Bewegung sollte nicht für spezielle Gelegenheiten, wie z.B. das Tanzen, aufgehoben werden.

Ideokinese – Quelle der Inspiration

Ursula Stricker

Auf der Suche nach dem freien Tanz und meinem Weg als Künstlerin brach ich 1981 von Bern nach New York auf. In der vibrierenden Großstadt bewegte ich mich fast pausenlos von Tanzschule zu Tanzstudio. Begeistert und hungrig nahm ich verschiedenartige Impulse, Techniken, Tanzkulturen auf, während mein Körper zusehends verwirrter, angespannter, unbeweglicher wurde und schmerzte. Ich wünschte mir Lösung, Orientierung – sehnte mich danach, meinen Körper kennen zu lernen, als Instrument der Bewegung wahr zu nehmen und zu verstehen. Da begegnete ich in einem offenen Workshop an der New York University André Bernard und der Ideokinese.

«Think it, imagine it, let it happen» – «Denke es, stelle es dir vor, lass es geschehen». Mit tiefer, warmer Stimme leitete André Bernard die «konstruktive Ruhe» an, das Herzstück der Ideokinese, und unterstützte die «bewegten Bilder» mit sanfter Berührung. Ausgerichtet auf dem Boden ruhend entspannte ich mich und erlebte ein Gefühl von Klarheit und Sein. Als ich wenig später draußen auf der Strasse fest auf beiden Füßen stand, fühlte ich mich unendlich frei und leicht. Es war, als hätte ich nach Hause gefunden – inmitten der brodelnden Stadt New York. Dieses Erlebnis führte mich über die Jahre der Lehrzeit in New York immer wieder zu André Bernard und der Ideokinese.

In André Bernard fand ich einen klaren, bescheidenen, großherzigen Lehrer, der seine Arbeit verkörpert. Die gehaltvolle Vermittlung inspirierte mich, eröffnete mir, zusammen mit anderen Wegen, die wunderbare Welt von Körper, Bewegung und Haltung – Gleichgewicht. Ich begann mich auf die dem Körper innewohnenden schöpferischen Gesetze der Natur zu besinnen und arbeitete damit an mir selbst. Ich fand Schicht für Schicht Zugang zu der tiefsten Ebene, der tragenden Struktur der Knochen. Über die Zeit entwickelte sich ein Bewusstsein für die Knochen. Durch das Ordnen, Ausrichten und Balancieren des Skeletts veränderte sich meine Verhaltens- und Arbeitsweise, und viele behindernde Körperhaltungsmuster lösten sich auf. Was ich mir an verschiedenen Techniken angeeignet oder übergestülpt hatte, über meinen Körper, den ich nicht kannte, fiel von selbst weg. Gebundene Energie wurde frei. Als Kreativität wirkte sie sich direkt auf mein Leben, mein künstlerisches Schaffen und auf die Vermittlung meiner Bewegungsarbeit aus. Und es entfaltete sich über die Jahre ein mehr und mehr von tief innen, von Körpervertrauen und den Knochen her getragener Tanz.

Was als meditativer Bewusstseins- und Erfahrungsweg von Körper, Haltung und Bewegung vertraut wurde, begann sich als roter Faden natürlich in den «Tanz des Alltags» einzuweben. In alle alltäglichen Bewegungen, die klarer, leichter, fließender wurden; ein für mich wesentlicher Aspekt von Lebensqualität.

«Let it happen», von André Bernard in der ersten Lektion vermittelt, ist dabei auf dem weiten Weg zu mehr Bewusstsein und Tiefe immer wieder neu wegweisend.

Als Grundlage für meine Arbeit «Placement und schöpferischer Tanz» ist die Ideokinese unerschöpfliche Quelle der Inspiration. In den offenen Kursen erlebe ich die verwandelnde Kraft der Vorstellung, während wir gemeinsam immer neue Wege gehen und daran arbeiten, die «bewegten Bilder» in den individuellen Lebensalltag zu integrieren.

Über Jahre der Arbeit mit André Bernard in New York und Zürich folgte er meiner Einladung nach Bern. Von 1993 bis 2000 hat er in der «Etage – Raum für Bewegung, Ausdruck und Stille», in Sommer-Seminaren an eine jährlich wachsende Zahl begeisterter Schülerinnen und Schüler Ideokinese vermittelt. Jahr für Jahr kehrten die meisten zum Vertiefen der Arbeit wieder. André Bernards Seminare habe ich mit Tonaufnahmen dokumentiert und viele wesentliche Momente fotografiert. Von Anfang an hatte ich die Vision, dass dieser kreative Weg zu Körperhaltung und Bewegung möglichst vielen Menschen zugänglich gemacht und dienen könnte, was jetzt zu meiner großen Freude mit der Verwirklichung dieses Buches geschieht.

In einer Zeit von konstanter Beschleunigung und Technisierung, wo wir an Gleichgewichtsstörungen auf allen Ebenen leiden und immer mehr Menschen die Verbindung zur Erde, zu ihrem Körper, zu sich selbst verlieren, ist die Ideokinese Mittel und Weg, um auf bewusste, achtsame, liebevolle und ganzheitliche Weise an sich selbst zu arbeiten. Um inmitten des dichten Alltags zu mehr Ruhe, Klarheit, Ausrichtung und innerem Gleichgewicht zu finden und Körper, Seele und Geist zu harmonisieren und zu zentrieren (**Abb. 3**).

An dieser Stelle danke ich meinem lieben Lehrer und Freund André Bernard für seine großzügige, den ganzen Menschen berührende Vermittlung der Ideokinese, die er lebte und lehrte, und die damit über Jahrzehnte so viele Menschen auf allen Ebenen erweckt, inspiriert, genährt und verwandelt hat.

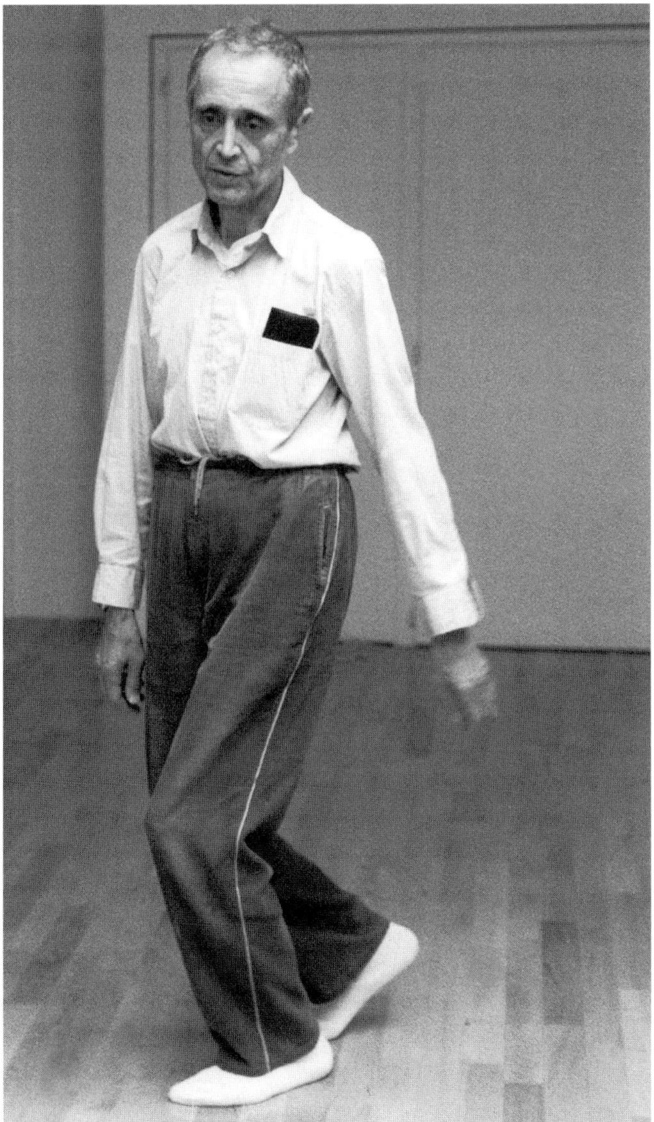

Abb. 3:
«Think it, imagine it, let it happen.»

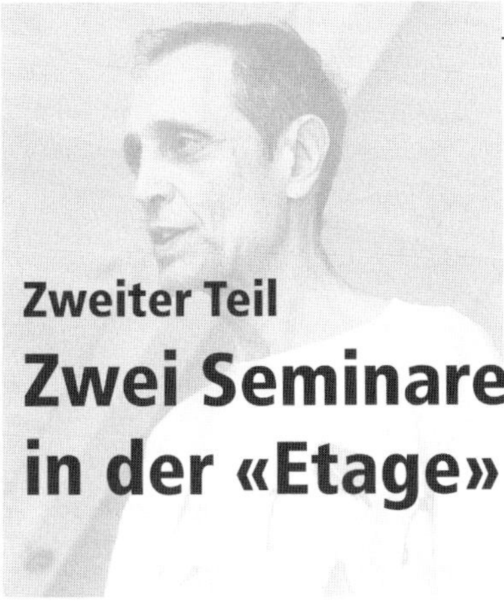

Zweiter Teil

Zwei Seminare André Bernards in der «Etage» in Bern

Eine Entdeckungsreise in ihr eigenes Wesen. Erster Tag des Einführungsseminars

Was wir in dieser Arbeit tun werden, ist für Sie wahrscheinlich ganz anders, als das, was Sie bisher erfahren haben. Aber lassen Sie sich davon nicht einschüchtern – ich hoffe, Sie betrachten dies als eine Forschungsreise, ein Abenteuer. Es ist eine Entdeckungsreise in ihr eigenes Wesen, die wir unternehmen werden, indem wir uns das Skelett anschauen, seine Anordnung und seine Bewegungen. Die einzige Art, diese Arbeit zu verstehen, ist, sie zu erleben. Sie können diese Arbeit niemals lernen, indem Sie nur darüber lesen und sie intellektuell zu begreifen versuchen. Sie ist eine Erfahrungsdisziplin (**Abb. 4**).

Bevor ich anfange, möchte ich noch etwas über die drei ursprünglichen Begründerinnen dieser Arbeit sagen: Mabel Todd, Lulu Sweigard und Barbara Clark. Ich erwähne diese drei Frauen, weil ich sie schätze und achte. Es ist nicht

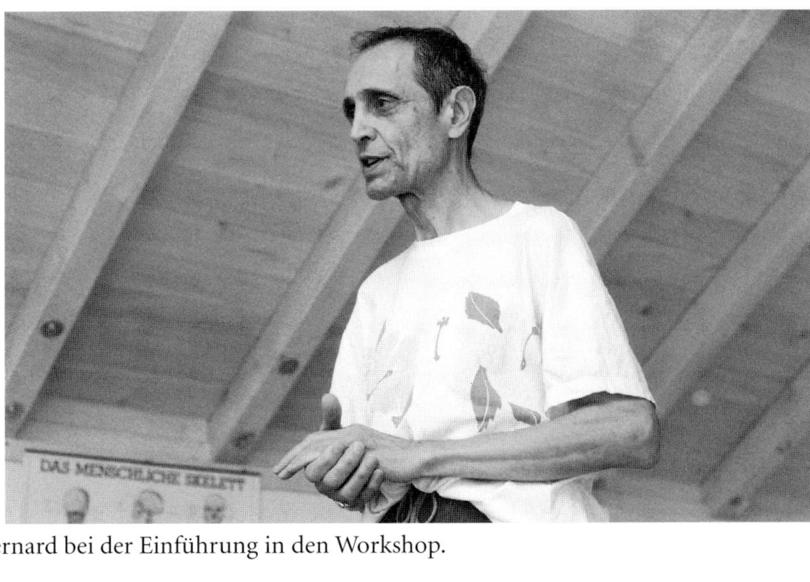

Abb. 4:
André Bernard bei der Einführung in den Workshop.

leicht, diese Arbeit zu erklären – wie ich schon sagte, man kann sie nur verstehen, wenn man sie erlebt. Sie hat viele Facetten. Während unsere praktische Vorgehensweise hier recht einfach sein wird, ist die eigentliche Essenz der Arbeit sehr komplex. Vielleicht bekommen Sie eine Ahnung davon, wenn Sie sich einige der Bezeichnungen anschauen, mit denen diese Arbeit versehen worden ist: neuromuskulärer Unterricht, psychophysisch, psychomotorisch, ideomotorisch, strukturelle Hygiene und Körpermechanik. All diese Bezeichnungen sind in der Vergangenheit verwendet worden. Als Sweigard ihr Buch «Human Movement Potential» schrieb, das 1974 veröffentlicht wurde, hat sie eine andere Bezeichnung von einem amerikanischen Klavierlehrer übernommen. Er hieß Bonpensière und er benutzte dieselbe Methode wie wir, um Klavier zu unterrichten. Er hat das Wort aus zwei griechischen Wörtern zusammengesetzt: ideo = Gedanke, Idee; kinesis = Bewegung. Grob übersetzt heißt das also, der Gedanke, das Bild als Unterstützung der Bewegung. Der erste Teil ist «ideo», nicht «idio» (eigentümlich). Nun, ich habe meine eigene Bezeichnung hinzugefügt: «physiophilosophisch». Wenn man diese Arbeit weiter verfolgt und in die Tiefe geht, wird man langsam erkennen, dass sie genauso gut eine Philosophie des Körpers darstellt – wie man über seinen Körper denkt, wie man über sich denkt –, welche die von uns erwünschten Veränderungen bewirkt; deshalb physiophilosophisch. Ich möchte Ihnen kurz zeigen, was die Aufgabe der Bildvorstellungen ist, dieser von uns verwendeten Vorgehensweise. Dazu erkläre ich Ihnen zunächst einmal, was Bewegung ist. Bewegung kann man als ein neuro-muskulo-skelettäres Ereignis definieren. Ich sage Ihnen das in dieser Form, weil es etwas zusammenbringt, dessen Sie sich bewusst sein müssen: Damit eine willentliche Bewegung stattfinden kann, müssen alle drei angesprochenen Systeme des Körpers, also das Nervensystem, das Muskelsystem und das Skelettsystem, beteiligt sein. Jedes dieser Systeme hat seine eigene besondere Aufgabe bei dem Phänomen «Bewegung» zu übernehmen. Das Nervensystem wird für gewöhnlich als Bote bezeichnet, der den Muskeln das Signal gibt zu arbeiten. Die Muskeln verrichten die Arbeit, sie sind das Arbeitspferd, das in der Physiologie das motorische System genannt wird. Das Skelett ist unser Stützsystem, das bewegt wird. Um die Arbeitsweise der Bildvorstellung zu verstehen, müssen wir noch einmal zum Nervensystem zurückkommen und noch etwas ergänzen. Das Nervensystem ist nämlich nicht nur ein einfacher Bote, sondern es organisiert darüber hinaus das muskuläre Muster, das die gewünschte Bewegung hervorbringt. Noch genauer, es organisiert dieses Muster auf subkortikaler, unbewusster Ebene. Mit anderen Worten, Sie sind sich dessen, was das Nervensystem tut, überhaupt nicht bewusst, und Sie sollten es auch nicht sein. Wenn Sie versuchen, in diesen komplexen Vorgang der Organisation der Muskeltätigkeit einzugreifen, werden Sie ihn durcheinander bringen. Das muskuläre Muster umfasst alle Muskeln, die an der gewünschten Bewegung beteiligt sind. Normalerweise arbeiten Muskeln nicht isoliert voneinander. Wir sprechen über sie, so als täten sie es, aber sie tun es nicht. Sie arbeiten in Gruppen zusammen und häufig beeinflussen sich mehrere Gruppen gegenseitig. Übrigens, es ist nicht unbedingt nötig, dass Sie das alles verstehen, um von der praktischen Arbeit profitieren zu können. Der Grund, warum ich Ihnen das alles darlege, ist folgender: Ich möchte, dass Sie den Hintergrund dieser Arbeit kennen, denn wenn wir mit unseren Methoden gleich arbeiten werden, werden wir sehr einfache, kindliche Dinge tun. Wenn Sie nicht wissen, dass sie sich aus einem durchdachten wissenschaftlichen Prozess entwickelt haben, werden Sie womöglich denken, dass wir hier nur herumspielen und Sie werden nicht verstehen, worum es hier geht. Um also fortzufahren: Wenn das Nervensystem das muskuläre Muster organisiert, dann reagiert es auf Ihre Idee von der Bewegung. Um also ihre Bewegungsweise zu verbessern, müssen Sie sich auf bestimmte Elemente der Bewegung konzentrieren. Genauer gesagt, Sie müssen sich auf die Ziele der Bewegung konzentrieren, die man unterteilen kann in Anfang, Ende, Richtung, Kraftaufwand, Geschwindigkeit und Umfang. Dies sind die willentlich steuerbaren Komponenten der Bewegung, also das, was sie bewusst tun. Sie dürfen nicht nur willentlich sein, sondern sie müssen es sogar sein, denn das Nervensystem organisiert die muskulären Muster entsprechend der Klarheit und Intensität Ihrer Absicht hinsichtlich dieser Bewegungsziele. Das muskuläre Muster selbst ist willentlich nicht direkt zu beeinflussen. Es ist eine Funktion des Nervensystems. Anders ausgedrückt, müssen wir auf die Bewegungsziele achten, auf das «Was» der Bewegung, nicht auf das «Wie». Nicht darauf, wie man die Bewegung macht, oder wie sie geschehen soll, sondern darauf, was diese Bewegung ist, was man erreichen möchte. Man muss eine klare geistige Vorstellung von der Bewegung haben, dann wird das Nervensystem das muskuläre Muster auswählen, um die Bewegung auszuführen. Es sei denn, vorher ist etwas anderes passiert. Das Nervensystem kann unökonomische Muster aufbauen und sich daran gewöhnen, so dass bei einer Bewegung einige Muskeln immer unnötig tätig werden. Dann kann das Nervensystem nicht das Beste muskuläre Muster für das Erreichen einer Bewegungsabsicht auswählen. Solche festgefahrenen Muster müssen wir auflösen. Ich möchte Ihnen dazu ein Beispiel geben, aber ich möchte keine Fachsprache benutzen, sondern Laienterminologie. Wenn man zum Beispiel einen Schritt macht, wird eine Gruppe von Muskeln arbeiten, d.h. sich zusammenziehen, damit Ihr Bein sich bewegt. Die Muskeln hier hinten, die das Bein nach hinten bewegen, müssen sich zusammenziehen, wenn Sie dies tun (**Abb. 5**).

Aber manche von uns spannen sie aus dem einen oder anderen Grund die ganze Zeit an. Wenn man also das Bein nach vorn bewegen will, sollten diese Muskeln nicht angespannt sein. Wenn sie aus irgendeinem Grund die ganze Zeit angespannt sind, behindert das die Bewegung. Ich gebe Ihnen dieses beliebige Beispiel, weil ich auf etwas ganz Bestimmtes hinaus möchte. Denn nun kommt das Vorstellungsbild ins Spiel. Wir haben einen Zustand wie den, bei dem die Bewegung des Beins durch diese Anspannung behindert ist. Dieses Spannungsmuster müssen wir ändern. Wie ich Ihnen schon gesagt habe, können wir den Muskeln nicht bewusst befehlen, was sie tun sollen. Das Nervensystem kennt Bewegung. Es weiß, was es den entsprechenden Muskeln sagen muss, wenn Sie eine bestimmte Bewegung machen wollen. In solch einem Fall benutzen wir ein Vorstellungsbild, um die Botschaft zu verändern, die an die chronisch angespannten Muskeln gegangen ist.

Um ein Beispiel für ein Bild zu nennen, das das Muster verändern wird, können wir uns hier unten auf diese Struktur [zeigt am Skelett auf die Sitzbeinhöcker] beziehen. Diese kleinen Knochen hier, fühlen Sie sie, legen Sie Ihre Hände darauf. In der anatomischen Terminologie heißen sie Tubera ischiadica. Wir werden sie Sitzbeinhöcker nennen. Auf ihnen sitzen Sie. Wir würden Folgendes tun, uns nämlich vorstellen – und da kommt das Vorstellungsbild ins Spiel –, dass diese Sitzhöcker schmelzen und an der Rückseite der Beine hinunter zu den Fersen gleiten. Damit könnten, falls man dort verspannt wäre, Muskel anfangen, sich zu lösen. Die Aufgabe des Vorstellungsbildes ist es, die Botschaft zu ändern, die zu den Muskeln geht.

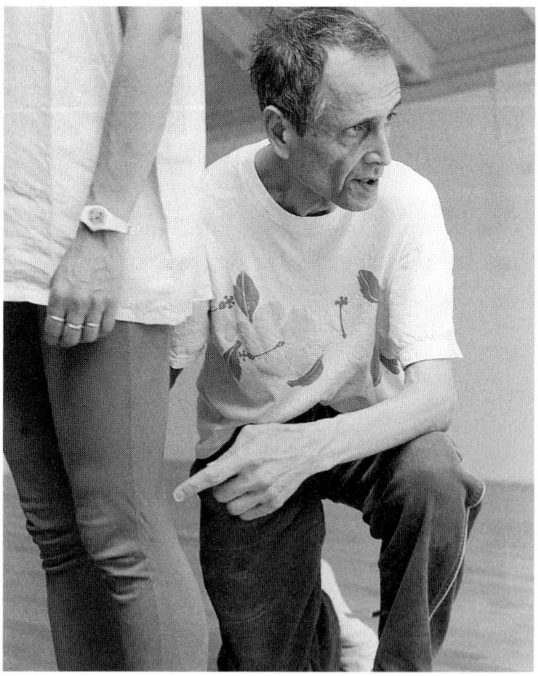

Abb. 5:
«Die Muskeln hier hinten . . .»

Ausrichtung

Bevor wir mit der praktischen Arbeit beginnen, möchte ich noch zu einem anderen Element kommen, das Sie verstehen müssen – es wird sehr helfen. Als Sweigard und Todd die Arbeit entwickelten, haben sie schon sehr früh entdeckt, dass Skelettausrichtung und -bewegung vollständig voneinander abhängig sind, und dass eine Verbesserung in der mechanischen Effizienz des einen automatisch zu einer Verbesserung des anderen führt. Das bedeutet, dass, wenn man seine Ausrichtung verbessert, man automatisch seine Bewegungsfähigkeit verbessert. Dann taucht aber die Frage auf: Was ist Ausrichtung? Das ist sehr wichtig, aber zuerst möchte ich noch etwas zu dem Vorstellungsbild sagen. Ich habe da nämlich kein lebloses, mechanisches Bild im Auge; vielmehr muss der Vorgang mehr als nur ein Bild sein. Es bedarf der Absicht, des Wunsches, des Konzeptes, der Einstellung und der Einsicht als Teile des Vorstellungsbildes. Wenn ich Ihnen die Vorstellungsbilder gebe, werde ich sie mit diesen Anteilen tränken und so werden Sie einen Zugang zu dem bekommen, was wir hier tun. Todd hat natürlich Vorstellungsbilder benutzt, aber sie hat ihr Buch nicht «Der Körper, der sich etwas vorstellt» genannt, sie hat es «Der denkende Körper» genannt.

Was ist ein «Haltungsmuster»?

Sweigard hat in einer ganz bestimmten Weise über die Ausrichtung des Skeletts gesprochen; sie hat ihr den Namen «Haltungsmuster» gegeben (Postural Patterns, **Abb. 6**). Sie ging davon aus, dass jeder von uns ein individuelles Haltungsmuster hat. Sie hat es folgendermaßen definiert: Die konstante und beständige Ausrichtung der Skeletteile, der Knochen, in Bezug auf ihre Mittellinie in der stehenden Grundstellung. In dieser Stellung steht man auf beiden Beinen und die Arme hängen an den Seiten herab, im Gegensatz zur anatomischen Stellung, in der die Arme und Beine nach auswärts gedreht sind. Die Mittelachse, wie sie in der Bewegungslehre definiert ist, ist eine imaginäre Kraftlinie, entlang derer die Schwerkraft im Stehen durch den Körperschwerpunkt geht. Ich möchte, dass Sie diese Informationen selbst erleben. Ich möchte, dass Sie ein Gespür dafür bekommen, was der Schwerpunkt in einem symmetrisch geformten Gegenstand, wie z.B. einer Kugel oder einem Würfel, ist. Zeichnen Sie einen Würfel oder eine Kugel und markieren Sie den geometrischen Mittelpunkt. Man kann ein Gefühl dafür bekommen, wo der Mittelpunkt ist, denn so ein Gegenstand ist aus allen Richtungen gesehen symmetrisch. Wenn man aber so etwas wie den menschlichen Körper nimmt, der nicht von allen Seiten gesehen symmetrisch ist, wird es schwierig, sich vorzustellen, wo das Zentrum ist. Physiologen haben ausgerechnet, dass der Schwerpunkt sich vor dem oberen Teil des Kreuzbeins befindet. Der Schwerpunkt ist vor dem Kreuzbein, nicht innerhalb des Knochen. Die Mittelachse geht durch diesen Schwerpunkt des menschlichen Körpers, wenn man in der Grundhaltung steht. Es ist diese vorgestellte Kraftlinie, geschaffen von der Schwerkraft, die durch den Schwerpunkt des menschlichen Körpers geht. Zu dieser Mittelachse werden die Teile des Skeletts in Beziehung gesetzt. Man kann sich die Mittelachse als eine Art Lotlinie denken, wie sie Zimmerleute verwenden. Ein Lot ist eine Schnur mit einem Gewicht daran, diese Schnur macht die Schwerkraftlinie sichtbar. Wenn ich etwas Senkrechtes, wie eine Wand errichten möchte, will ich sicher gehen, dass die Wand parallel zur Schwerkraftlinie verläuft. Verlegen wir nun die Lotlinie in das Skelett (**Abb. 7**). Hier können wir sehen, dass sie sich ein wenig vor der Wirbelsäule befindet und durch das Becken verläuft. Tatsächlich geht diese Achse in einem gut ausgerichteten Körper durch den vorderen Teil der Lendenlordose und der Halslordose, aber dieses Plastikskelett ist nicht sonderlich gut ausgerichtet. Die Mittelachse nennt man auch die Schwerkraftachse. Wie man an dem Gewicht sehen kann, wird es nach unten gezogen. Die Erde wird von einem Schwerkraftfeld umgeben und alle Gegenstände innerhalb dieses Feldes werden von der Erde angezogen. Das meinen wir mit Schwerkraft. Wenn wir uns die Achse denken, mit ihr arbeiten, werden wir uns vorstellen, dass sie sich nach oben bewegt, nicht nach unten. Das ist unser Mittel, um der Schwerkraft entgegenzuwirken! Vieles von dem, was wir in der Ideokinese tun, dient dazu, die tieferliegenden Muskeln zu aktivieren, die so genannten intrinsischen Muskeln. Wir sollten nicht so sehr die außen liegenden Muskeln benutzen, um der Schwerkraft entgegenzuwirken. Wir wollen nicht das [zieht seine Schultern hoch]. Wir wollen, dass ganz viel von der Arbeit gegen die Schwerkraft tief innen im Körper stattfindet, damit die Außenseite gelöst sein kann. Hier außen kümmern wir uns nicht um die Schwerkraft. Dafür sollten wir nach innen gehen, damit all dies hier um die Achse herum hängen kann. Das ist eines unserer Hauptkonzepte.

Partnerarbeit

Jetzt würde ich gerne zeigen, was wir in der Partnerarbeit tun werden. Bitte stehen Sie auf und verteilen Sie Ihr Gewicht gleichmäßig auf die Beine. Ich werde meinen Partner leicht berühren, wie nennen das Berührungshilfe. Im Unterricht tun wir das häufig, um das Vorstellungsbild zu unterstützen. Ich gehe zuerst zum Oberkörper und dann zum Kopf. Alles, was ich tue, ist, gleichzeitig die Vorder- und die Rückseite zu berühren, mit einer leichten, feinen Berührung. Sie können sich die Mittelachse zwischen den beiden

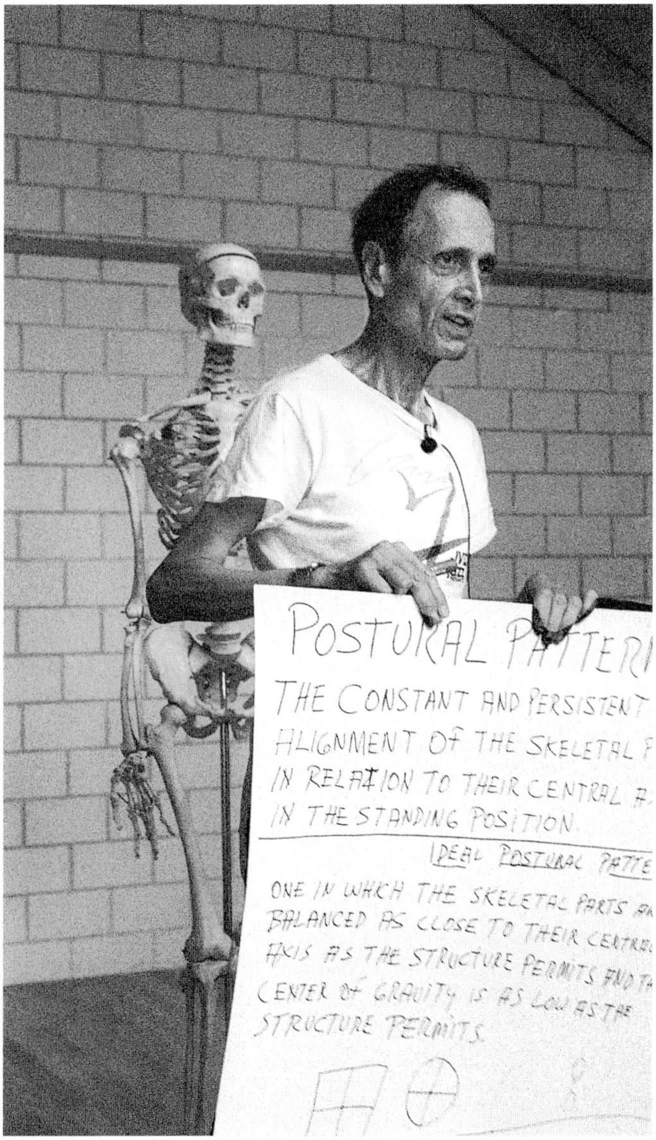

Abb. 6:
Tafelbild zu den Haltungsmustern.

Berührungspunkten vorstellen. Das muss nicht so genau sein. Sie brauchen nur die Berührung ihres Partner vorn und hinten zu spüren und sich die Mittelachse dazwischen vorzustellen. Ich werde auch kurz den Kopf berühren, da die Achse durch den Kopf geht und oben herauskommt. Das ist die erste Schicht des Bildes. Ich möchte noch etwas hinzufügen, das Ihnen helfen wird, das noch zu vertiefen. Stellen Sie sich vor, dass die Vorder- und die Rückseite sich annähern. Bevor wir uns Partner wählen und beginnen, will ich Ihnen noch etwas erläutern, was Ihnen sehr helfen wird. Die Arbeit ist kein mechanischer Vorgang. Sie ist nicht wie etwas, das Sie einmal hören und damit ein für alle Mal verstanden haben, sondern es ist ein Prozess, der immer mehr in die Tiefe geht. Man versteht sie Schicht für Schicht, wie die Lagen einer Zwiebel. In dieser Arbeit besteht Fortgeschrittenen-Arbeit aus genau dem, was wir jetzt hier tun, nur auf einer tieferen Ebene des Verstehens. Alles, was wir hier beginnen werden, werden Sie Ihr Leben lang tun. Man wird nie perfekt, man nähert sich der Perfektion nur immer mehr an.

Suchen Sie sich einen Partner und machen Sie das, was ich Ihnen gezeigt habe, wechseln Sie dann die Rollen. Berühren Sie die Vorder- und Rückseite Ihres Partners (**Abb. 8**). Sie gehen zuerst das Brustbein und die Wirbelsäule hinunter. Beim ersten Mal stellen Sie sich einfach die Achse dazwischen vor. Wenn Sie mit dem Rumpf fertig sind, können Sie zum Kopf gehen. Beim zweiten Mal stellen Sie sich vor, wie Vorder- und Rückseite immer mehr zusammenkommen. Dann stellen Sie sich bitte vor, dass sich der Körper wie ein Stück Stoff um die Achse hängt, von den Schultern an nach unten. Mein Arm hier ist die Achse, und der Körper ist wie dieses Tuch hier (**Abb. 9**). Die Achse gibt nicht nach, Sie ist Ihre Aufrichtung. Die Berührungshilfe dabei besteht darin, gleichzeitig vorne und hinten leicht nach unten zu streichen. Erlauben Sie Ihrem Partner, sich den Körper als leichten Stoff zu denken, der um die Mittelachse hängt. Wechseln Sie jetzt bitte die Rollen. Stellen Sie sich dann vor, dass sich Ihre Mittelachse immer mehr der Senkrechten annähert. Sie können ruhig experimentieren. Wenn Sie sich in irgendeine Richtung neigen, spüren Sie, dass die Muskeln zusätzlich arbeiten müssen, damit Sie nicht umfallen. Finden Sie heraus, wo es am einfachsten ist, das Gleichgewicht zu halten. Sie werden merken, dass die Achse senkrecht zum Boden sein muss.

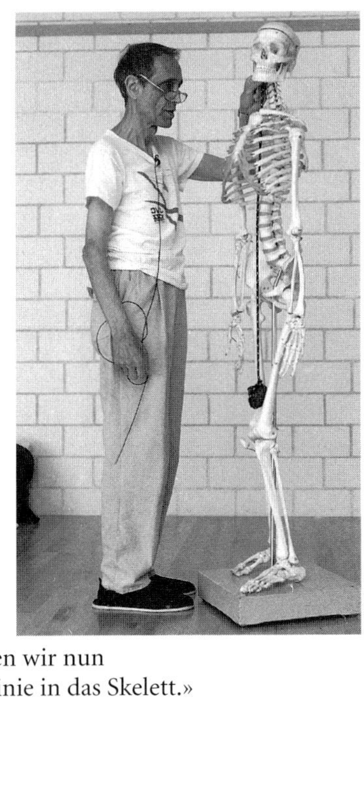

Abb. 7:
«Verlegen wir nun die Lotlinie in das Skelett.»

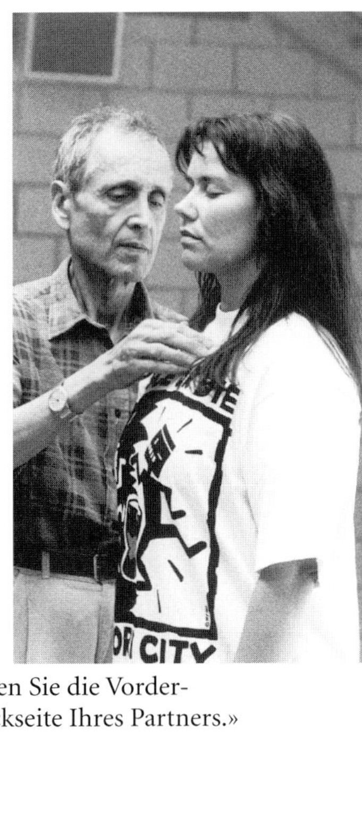

Abb. 8:
«Berühren Sie die Vorder- und Rückseite Ihres Partners.»

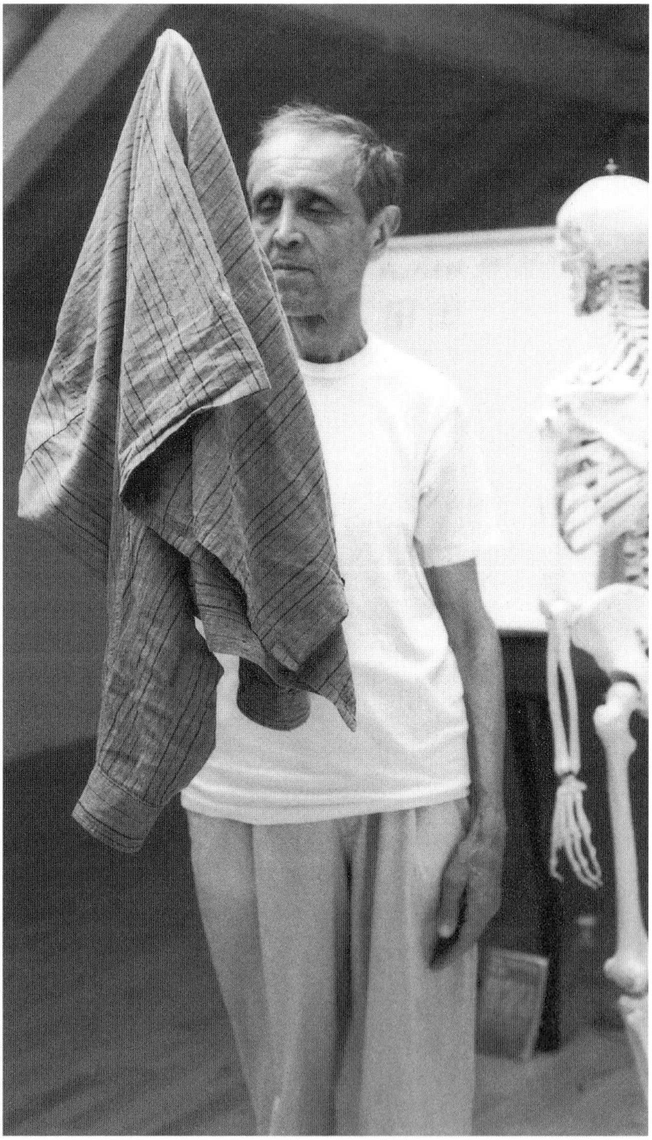

Abb. 9:
«Mein Arm hier ist die Achse, und der Körper ist wie dieses Tuch hier.»

Achsenfindung

Schauen wir, ob wir die Achse auf eine andere Art erfahren können. Stellen wir uns die Achse vor, wie sie den ganzen Weg durch den Mittelpunkt des Kopfes bis in den Boden geht, und drehen wir den Körper um diese Achse, so, dass die Achse sich dabei nicht im Raum bewegt. Anders gesagt bleiben wir mit den Füßen innerhalb eines Kreises. Sie bewegen sich nur um die Achse herum. Beschreiben Sie eine komplette Umdrehung, 360 Grad, so dass Sie wieder in dieselbe Richtung blicken. Denken wir dabei senkrecht – die Achse ist senkrecht und der Körper ist wie ein Tuch um die Achse drapiert. Sie brauchen sich nicht steif zu machen, um sich zu drehen. Auch beim Drehen bleibt der Körper, als Tuch gedacht, lose über die Achse gehängt. Machen wir noch eine Drehung in dieselbe Richtung. Wenn Sie diese Drehung vollendet haben, pausieren Sie einen Moment und finden Sie Ihr Gleichgewicht; den Punkt, an dem Sie mit dem geringsten Aufwand stehen können. Ich versuche, Ihnen das auf verschiedene Arten zu vermitteln, nicht nur auf eine Art, sondern mit dem Vorstellungsbild und mit Ihrer Körperwahrnehmung, Ihrem Raumgefühl. Drehen wir uns in die andere Richtung. Sie dürfen sich dabei ruhig amüsieren. Es ist nicht so, als würden Sie dies ein letztes Mal in Ihrem Leben tun. Wenn Sie Ihre Umdrehung beendet haben, verweilen Sie einen Moment und machen Sie dann dasselbe noch einmal. Noch einmal dieselbe Richtung. Sie haben sich um Ihre eigene Achse gedreht und das recht gut gemacht, ich bin sehr zufrieden damit. In vielen Kursen, die ich gebe, achten die Studenten nicht auf das, was ich sage. Anstatt sich innerhalb eines Kreises um die Achse zu drehen, machen sie das [geht in einem krummen Oval]. Das ist nicht gut, denn man muss in der Lage sein, die Mittelachse, um die man sich dreht, zu erkennen. Das ist der Anfang einer jeden guten Drehung im Tanz, in den Kampfkünsten oder im Sport. Man muss die Achse klar haben und sich in der Bewegung auf sie beziehen. Wir werden uns jetzt mit der Achse durch den Raum bewegen, indem wir gehen. Also noch einmal, stellen Sie sich Ihre Mittelachse vor und Ihren Körper darum herumgelegt, und gehen Sie einfach. Ganz einfach, schlicht. Lassen Sie den Körper, als Tuch gedacht, die ganze Zeit über der Achse hängen. Wir werden heute und morgen noch Gelegenheit haben, das noch weiter zu erkunden. Ich wollte Ihnen diese wichtige Einführung in die Mittelachse geben, und jetzt will ich Sie auf einen anderen wichtigen Aspekt der Arbeit vorbereiten.

Machen Sie es sich auf Ihren Stühlen bequem. Ich möchte nun mit ihnen über die Definition des idealen Haltungsmusters sprechen. Sweigard hat den Begriff des «Haltungsmusters» definiert und folgendermaßen beschrieben: «Beim idealen Haltungsmuster sind in der stehenden Grundstellung die Teile des Skeletts so nahe an der Mittelachse balanciert, wie es die Struktur erlaubt, und der Schwerpunkt ist so tief, wie es die Struktur es erlaubt.» Was heißt «wie es die Struktur erlaubt»? Damit ist gemeint, dass man die normale Gestalt des Körpers nicht verzerrt, um diese Ziele zu erreichen.

Bei diesen vier Darstellungen (**Abb. 10**) liegen in C die Knochen der Wirbelsäule näher an der Mittelachse als bei dem Idealbeispiel, aber dieser Mensch hat die normale Krümmung der Wirbelsäule zerstört, um das zu erreichen. Das ist nicht gut, denn wir brauchen die Krümmungen der Wirbelsäule. Die Knochen sollten so nahe an der Mittelachse sein, wie es die Struktur erlaubt, aber nicht näher. Das ideale Haltungsmuster ist unerreichbar. Das ist etwas, was Ihnen Hoffnung machen kann. Ich will es mal so sagen: Wir sollten immer zur Perfektion streben, aber Schritt für Schritt, nicht über Nacht. Wenn Sie denken, dass Sie die perfekte Haltung erreicht haben, wenn Sie sagen: «Ah, jetzt hab' ich's», dann werden Sie schnell unbeweglich. Man muss sich immer zum Ziel hin bewegen, dann bleibt es dynamisch.

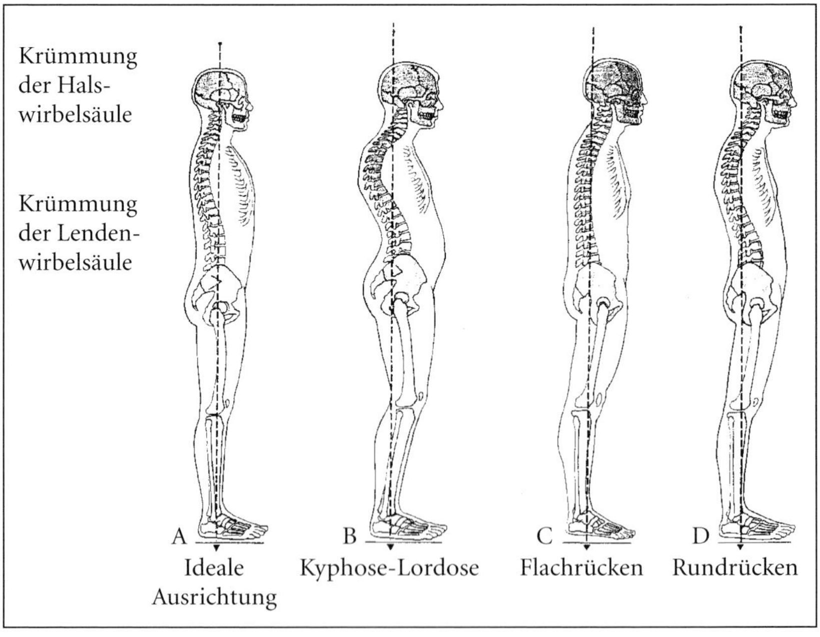

Abb. 10: «Die Knochen sollten so nahe an der Mittelachse sein, wie es die Struktur erlaubt, aber nicht näher.»

Das Beispiel Erick Hawkins

Zum Beispiel war einer meiner engsten Freunde, Erick Hawkins, der kürzlich, im Dezember 1994, gestorben ist, ein wunderbarer Tänzer und Lehrer. Ich habe bei ihm Tanz gelernt und später hat er Ideokinese bei mir gelernt. Er war da schon bekannt als einer der ganz hervorragenden Tänzer der Vereinigten Staaten, und ungefähr zehn Jahre vor seinem Tod traf ich ihn in der Fifth Avenue in New York, als ich gerade zu einem meiner Kurse an der Universität ging. Wir blieben stehen, um uns zu begrüßen, und er meinte: «André, ich möchte wieder zu Dir kommen und noch mehr mit Dir arbeiten.» Ich sagte: «Erick, ich weiß nicht, ob ich noch irgendetwas für Dich tun kann, schließlich verweise ich immer auf Dich, als ein Beispiel dafür, was wir erreichen wollen.» Er meinte: «Man kann die Erfahrung immer noch vertiefen.» Mit so einer Einstellung ist er niemals unbeweglich geworden, was sich daran zeigt, wie er sich entwickelt hat. Ich habe all die Jahre hindurch und kurz vor seinem Tod viel mit ihm gearbeitet und das Erstaunliche war, dass dieser Mann, der mit 85 gestorben ist, den Körper eines 18- oder 19-Jährigen hatte. Seine Struktur und seine Bewegungen waren großartig.

Wichtige Vorbemerkungen

Ich möchte noch zwei Dinge über das Haltungsmuster sagen, bevor wir in die konstruktive Ruhe gehen:

1. Das ideale Haltungsmuster ist weder statisch noch absolut. Es ist nicht statisch, denn auch wenn wir von uns glauben, wir ständen oder säßen still, gibt es so etwas nicht. Sogar wenn man stillsteht, bewegt sich die Mittelachse immer noch hin und her, aber man nimmt diese Bewegung nicht wahr. Wenn man das begreift und in sein Verständnis des Stehens einbezieht – das ist, was ich unter physiophilosophisch verstehe – wird man weniger dazu neigen, sich in einer gehaltenen Position zu versteifen. Ich habe eine kleine Veränderung in der Definition des idealen Haltungsmusters vorgenommen, ich habe das Wort «Balance» hinzugefügt. Also: Die Teile der Struktur werden so nahe an der Mittelachse ausbalanciert, wie es die Struktur erlaubt, nicht gehalten, nicht fixiert, sondern balanciert. Wenn ich mit Ihnen heute Nachmittag weiter am aufrechten Stehen arbeiten werde, werde ich das mit in das Vorstellungsbild hinein nehmen.

2. Es gibt vier Prinzipien, die mit dem Gebrauch der Imagination verbunden sind. Imagination wird heutzutage in vielfältiger Weise angewendet. Ich möchte klarstellen, dass wir sie in einer speziellen Weise verwenden, aufgrund der Art

unserer Arbeit. Wir benutzen bildhafte Vorstellungen nicht zum Spaß oder als Spiel, wie es heutzutage so häufig geschieht. So wie wir sie benutzten, sollten sie natürlich Spaß machen. Wir sollten spielerisch damit umgehen, aber das Spiel ist nicht der Grund, warum wir sie verwenden. Wir benutzen die Vorstellungen aus Gründen, die ich vorhin umrissen habe. Ohne deswegen engstirnig zu werden, bedarf es einer Genauigkeit in der Verwendung der Vorstellungsbilder. Es bedarf einer Form.

Vier Prinzipien für die Verwendung der Vorstellungsbilder

- **Das erste Prinzip** ist, dass das Bild immer in Bewegung sein muss. Es geschieht gerade, es ist nicht bereits geschehen. Zum Beispiel: In ein paar Minuten werden Sie in der konstruktiven Ruhelage auf dem Boden liegen. Sie werden sich vorstellen, dass Sie selbst leere Kleidungsstücke sind. Sie werden sich vorstellen, dass viele Dinge mit diesen Kleidungsstücken geschehen. Eines davon ist, dass sich die Vorderseite der Kleidung auf die Rückseite herabsenkt, wie ein Blatt Papier. Dies ist das Bild [hält einen Papierbogen waagerecht und lässt ihn los, so dass er langsam auf ein weiteres Blatt Papier am Boden sinkt]. Dies ist das Bild [wieder lässt er den Bogen auf den anderen Bogen sinken]. Jetzt ist es vorbei [das Papier hat das andere Blatt berührt und bleibt liegen]. Sie stellen sich nicht das Ergebnis vor. Das Bild, die Vorstellung ist die Bewegung, der Vorgang. Wenn Sie sich nur das Endergebnis vorstellen, haben Sie schon eine andere Art von Unbeweglichkeit. Um zu lernen, unbeweglich zu sein, brauchen Sie mich nicht, das können Sie allein.
- **Das zweite Prinzip** ist, dass das Bild einen Ausgangsort braucht.
- **Das dritte Prinzip** ist, dass die Richtung klar sein muss, da das Bild ja in Bewegung ist.
- **Viertens** darf es keine willentliche Bewegung geben, um dem Bild eine Wirkung zu verleihen. Zum Beispiel nehmen Sie noch einmal die Vorstellung, dass die Vorderseite der Kleidung auf die Rückseite sinkt. Manche Leute wollen das «machen» und drücken sich dann mit einer willkürlichen Bewegung in den Boden. Das stört das Geschehen. Wenn Sie sich in der konstruktiven Ruhe befinden, ist alles was Sie tun, sich auf die Vorstellung zu konzentrieren. Machen Sie keine willentliche Bewegung. Verwechseln Sie das nicht damit, dass Sie alles so lassen sollen, wie es ist. Manchmal wird die Verwendung des Vorstellungsbildes bewirken, dass die Teile Ihres Skeletts sich mit einer kleinen Bewegung umordnen. Das müssen Sie geschehen lassen! Alles was Sie zu tun haben ist, sich

auf die Vorstellung zu konzentrieren und sich selbst in Ruhe zu lassen, dann wird alles klappen.

Außerdem muss ich erwähnen, dass es keine gute Idee ist, den Vorgang zu beurteilen, während er geschieht. Ich bitte Sie keineswegs darum, ihren kritischen Verstand für immer auszuschalten, sondern nur während Sie Vorstellungsbilder gebrauchen. Wenn Sie fertig sind, beurteilen Sie, soviel Sie möchten. Sie können eine Doktorarbeit oder ein Buch darüber schreiben, aber nicht, solange Sie sich im Vorgang der Imagination befinden. Warum wohl glauben Sie, bitte ich Sie darum, während des Prozesses nicht zu urteilen?

Teilnehmer: Damit die Absicht klarer hervortritt.

Genau! Sehr gut. Kann es jemand noch anders ausdrücken? Man kann es noch anders sagen. Eine Möglichkeit wäre, dass man dem Nervensystem überflüssige Informationen eingibt, wenn man über all diese anderen Dinge nachdenkt. Man belastet den Vorgang unnötig.

Demonstration der «konstruktiven Ruhelage»

Ich möchte jetzt die konstruktive Ruhelage demonstrieren. Sie wird Ihnen helfen, die Vorstellungsbilder zu entwickeln und zu üben. Wer stellt sich zur Verfügung? Wir brauchen eine Matte und Bänder. In Ordnung, legen Sie sich bitte auf den Rücken. Lassen Sie mich zuerst noch erklären, dass Todd und Sweigard ein Skelett genommen haben und es in der konstruktiven Ruhelage ausbalanciert haben. So wird klar, dass man keinerlei Muskelarbeit braucht, um in dieser Lage zu bleiben. Wir beugen unter anderem die Beine, stellen Sie sie auf. Der Grund dafür ist, dass wenn wir sie ausstrecken, ihr Gewicht die Vorderseite des Beckens nach unten zieht. Das verstärkt die Neigung des Beckens nach vorn. Das Becken hat eine natürliche Neigung, die wir aber nicht verstärken wollen. Indem wir die Beine anwinkeln, verringern wir diese Neigung und erhöhen so die Wirksamkeit dieser Lage. Falls man die Beckenneigung verstärkt, erzeugt das eine Belastung im unteren Rücken, im Lendenbereich. Als Nächstes binden wir ein Band oder Tuch um die Oberschenkel, damit die Knie nicht nach außen fallen (**Abb. 11**). Das Band ersetzt die Arbeit der Muskeln. Lassen Sie die Knie in das Band lehnen. Dann legen wir ein kleines Polster unter die Fußballen und ebenso unter den Kopf (**Abb. 12**). Das Polster unter den Fußballen erlaubt den Muskeln an der Rückseite der Oberschenkel, sich zu lösen. Die Arme auf den Körper zu legen ist in Ordnung. Wir legen etwas unter den Kopf, um die Halswirbelsäule mit dem Rest der Wirbelsäule auszurichten. Manche Leute brauchen mehr Unterlage als andere. Ich werde zu

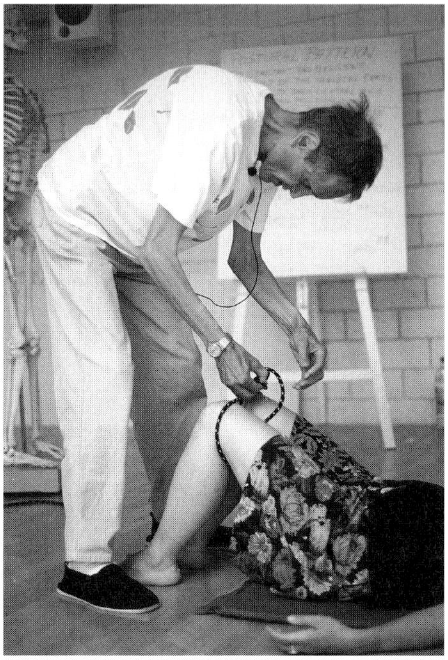

Abb. 11:
«Als nächstes binden wir ein Band oder Tuch um die Oberschenkel.»

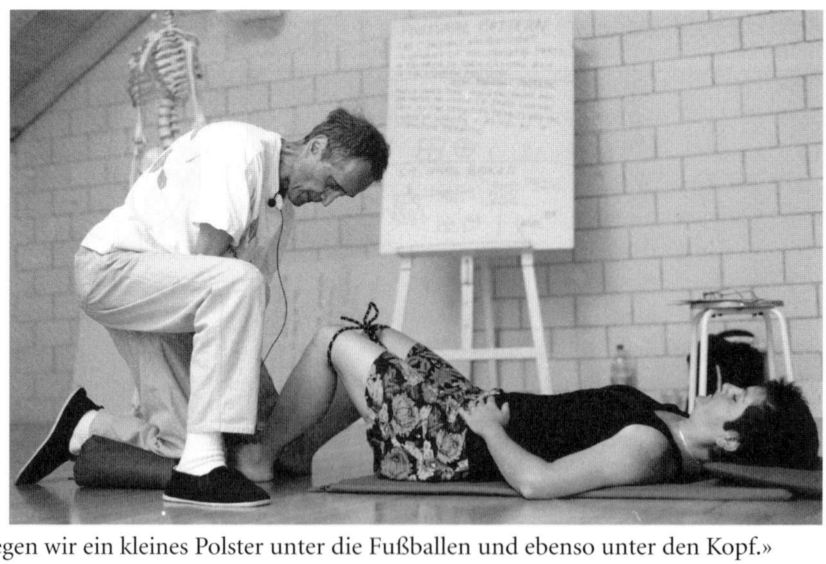

Abb. 12:
«Dann legen wir ein kleines Polster unter die Fußballen und ebenso unter den Kopf.»

jedem von Ihnen gehen, um sicherzustellen, dass Sie gut ausgerichtet sind. Ich werde die Vorstellung mit Berührungshilfe begleiten und ich werde beide Gruppen anleiten.

Vorbereitung auf das Vorstellungsbild «leere Kleidungsstücke»

Zuerst werde ich Sie bitten, sich selbst als leere Kleidungsstücke vorzustellen. Mit den Kleidungsstücken werden mehrere Dinge geschehen. Beginnen wir also jetzt mit dem Ablauf. Zuerst stellen Sie sich vor, dass die Rückseite der Kleidung sich auf der Matte oder dem Boden ausbreitet. Sie können sich dieses Ausbreiten der Kleidung wie bei einer zähen Flüssigkeit vorstellen, Honig, Sirup oder Öl. Sie sagen sich jetzt vielleicht, das sind doch Kleider und kein Honig. Darum geht es, die Bilder müssen ungewöhnlich sein, um die Aufmerksamkeit des Nervensystems – und das sind Sie selbst! – auf sich zu lenken. Wenn der Vorgang langweilig für Sie ist, dann deshalb, weil Sie ihn so gemacht haben. Ich kann Ihnen die Bilder nicht einimpfen; ich kann sie nicht in Ihr System injizieren. Sie müssen sie mit Ihrer eigenen Kreativität erschaffen, und das können Sie. Wirklich jeder von uns hat gewaltige kreative Kräfte, die von der Gesellschaft unterdrückt worden sind, aber sie sind die ganze Zeit da und warten darauf, aktiviert zu werden. Dann sollte das Vorstellungsbild unerhört und ungewöhnlich sein. Wenn Sie sich das Bild Ihrer Kleidung aussuchen, wollen Sie es vielleicht sehr anziehend für sich gestalten, oder es kann abstoßend sein; auf beide Arten erreichen Sie die Aufmerksamkeit des Nervensystems. Sie sollten sich nicht mit den Bildern langweilen.

> *Ursula:* Es ist ganz wesentlich, dass wir uns selbst als Kleidungsstücke denken, vorstellen. Wir *tragen* nicht die Kleidungsstücke, wir *sind* sie in diesem Moment!

Sehr gut, danke! Als Nächstes werden wir uns vorstellen, dass die Hosen der Kleidung über einen Bügel gehängt sind. Als Berührungshilfe übernehme ich ein wenig von dem Gewicht der Beine. Dann werden wir uns vorstellen, wie die Vorderseite der Kleidung sich auf die Rückseite senkt. Wir werden das Becken vorne berühren, dann die unteren Rippen, dann die Stelle unterhalb der Schultern, der Schlüsselbeine. In unserer Vorstellung sind unsere Arme «Ärmel», deren Innenseiten sich annähern. Man kann das mit beiden Armen gleichzeitig tun. Dasselbe machen wir mit den Beinen und berühren dabei die Vorder- und Rückseiten von Ober- und Unterschenkel. Wenn man die Beine anwinkelt, erscheint in der Kleidung eine Falte vorne am Hüftgelenk. Diese Falte wird tiefer werden. Als Nächstes werden Sie sich eine Gürtelschnalle über dem Nabel vorstellen. Diese wird Richtung Boden sinken. Ein anderes Bild, das Sie anstelle der Gürtelschnalle verwenden können, ist ein kleiner Kieselstein, der in Höhe des Bauchnabels auf den Boden sinkt, ganz so, wie ein Kieselstein in einem Fischteich in das Wasser sinkt. Mir gefällt das Bild vom Kieselstein, wie er weicher wird, während er durch das Wasser sinkt. Die Kleidung ist ganz zerknittert, und wir werden die Falten an der Rückseite des Oberteiles glatt streichen. Die Berührungshilfe besteht darin, das Rückenteil von den Schultern nach unten bis zu den Sitzhöckern glatt zu streichen. Die Arme können dabei für einen Moment über dem Brustkorb gefaltet sein. Dann streichen wir quer über die Rückseite des Beckens die Kleidung glatt, dabei gehe ich hinten ans Becken und ziehe zur Seite nach außen. Das glättet die Falten zu beiden Seiten der Wirbelsäule nach außen und vermittelt Ihnen eine andere Erfahrung von der Berührungshilfe. Es ist so, als würde ich versuchen, einen elastischen Stoff zu dehnen. Am Hals haben wir ebenfalls Knitterfalten. Wir verwenden das Bild, dass der Hals ein Kragen ist, der unter die Jacke gerutscht ist. Der Kragen ist eigentlich sehr lang, aber er ist so zerknittert, dass er in der Jacke verschwunden ist. Wir werden diese Falten zum Schädel hin glatt streichen. Das verlängert den Kragen nach oben. Ich beginne in Höhe der Schulter und gleite mit den Händen den Nacken hinauf bis zur Schädelbasis. Das ist die bewegte Berührungshilfe. Für die stationäre Bewegungshilfe halte ich die Schädelbasis und ziehe sie sanft vom Becken weg. Das entspannt den Hals, der auf diese Art beweglicher wird. Als Nächstes stellen wir uns die Schultern als Schulterpolster vor, die sich vom Hals weg ausweiten und die Arme hinuntergleiten bis zu den Fingerspitzen. Das ist die bewegte Berührungshilfe. Eine stationäre Berührungshilfe gebe ich oben auf den Schultern neben dem Hals mit sanftem Druck. Zum Schluss kommt der Kopf dran. Ich bette den Kopf in meine Hände und vibriere ihn ganz sanft. Dann stellen wir uns den Kopf als einen Ballon vor; Sie können sich den Ballon farbig vorstellen. Zuerst stellen Sie sich vor, dass der Ballon runder wird. Der Kopf ist nicht wirklich rund, aber stellen Sie sich bitte vor, wie er rund wird. Das bewirkt eine gute Organisation der Muskulatur im Gesicht, und überall am Schädel. Dann stellen Sie sich den Kopf als Ballon nicht nur immer runder werdend vor, sondern auch immer leerer werdend, vor allem zwischen den Ohren. Ich bedecke die Ohren mit hohlen Händen. Schließlich dehnt sich der Ballon aus. Er dehnt sich in alle Richtungen aus und vor allem zwischen den Ohren. Ich möchte noch genauer erklären, wo ich meinen Partner berührt habe, nachdem ich die Hände auf seine Ohren gelegt hatte. Ich habe die Stelle zwischen dem Unterkiefer und dem Warzenfortsatz (Processus mastoideus) gewählt. Fühlen Sie bei sich selbst; wenn Sie den Kiefer öffnen, können Sie spüren, wie es sich dort bewegt. Als Letztes werde ich meinen Partner bitten, nachdem ich ihm das Tuch um die Knie abgenommen habe, sich auf eine Seite zu rollen. Das ist sehr wichtig. Immer wenn Sie auf dem Boden gelegen haben, ist es besser, sich auf eine Seite zu rollen und aus der Seitlage heraus aufzustehen, auch wenn Sie ein guter Tänzer oder Sportler sind. Es ist nicht gut, sich aus der Rückenlage gerade aufzurichten, denn damit belasten Sie unnötig den Rücken.

In der konstruktiven Ruhe: «leere Kleidungsstücke»

Suchen wir uns jetzt einen Partner und bereiten uns für die konstruktive Ruhe vor. Wählen Sie Kleidung aus, zu der Sie werden wollen; wählen Sie etwas Interessantes. Ich schlage vor, dass die Arme über den Körper gelegt sind, um den Druck auf die Schultern zu mildern. Es ist besser, ein Kopfpolster direkt unter der Schädelbasis zu haben. Nehmen Sie sich einen Moment Zeit, sich vom Boden tragen zu lassen. Lassen Sie das eine klare Absicht werden, und kommen Sie dann zu dem Bild von sich selbst als Kleidungsstück zurück. Stellen Sie sich vor, wie sich die Rückseite der Kleidung auf dem Boden ausbreitet, und lassen Sie das von selbst geschehen. Dann stellen sie sich einen Kleiderbügel vor, über dem die Hosenbeine hängen. Die Partner geben die Berührungshilfe, indem Sie unter die Kniekehlen fassen und die Beine ein klein wenig hochziehen (**Abb. 13**). Dadurch wird Gewicht aus den Beinen genommen und das Vorstellungsbild unterstützt. Dann entlässt der Partner das Gewicht der Beine wieder in den Boden. Wenn das Geschehen in der Vorstellung zu Ende geht, können Sie das Bild loslassen, aber behindern Sie nicht die von ihm verursachte Wirkung. Mit anderen Worten, was auch immer es Ihnen an Erleben oder Einsicht vermittelt hat, lassen Sie es geschehen, aber halten Sie das Bild nicht in Ihrem Geist fest. Sie können Ihren Geist ausruhen und dann mit der Imagination von vorne beginnen. Gehen wir jetzt zu der Vorstellung, dass die Vorderseite der Kleidung sich auf die Rückseite herabsenkt. Die Partner geben zuerst am Becken die Berührungshilfe – vorn am Beckenkamm, auf beiden Seiten. Die Vorstellung besteht darin, dass sich die Kleidung gleichmäßig auf beiden Seiten herabsenkt. Die Berührungshilfe sollte dabei sehr leicht sein. Gehen wir jetzt zu den unteren Rippen. Wieder sinkt die Vorderseite der Kleidung auf die Rückseite herab, gleichmäßig rechts und links. Wenn Sie hier die Berührungshilfe geben, achten Sie darauf, dass Sie nicht gerade dann nach unten drücken, wenn Ihr Partner einatmet, denn das behindert die Atmung. Dann gehen wir zu den Schlüsselbeinen. Finden Sie zuerst den Knochen und gehen Sie dann vorne an der Seite darunter und drücken Sie dort sanft. Die Liegenden stellen sich vor, dass die Vorderseite auf die Rückseite heruntersinkt. Diese Stelle unterhalb der Schlüsselbeine sollte ein wenig nachgeben und nicht gegen den sanften Druck, den ihr Partner mit den Fingern

ausübt, angehen. Die Vorstellung, dass die Vorderseite auf die Rückseite herabsinkt, wird diesen Bereich lösen, Sie sollten ihn nicht fest halten. Dann kommen wir zu den Armen als Ärmel. Da wir uns normalerweise bei den Armen keine Vorder- und Rückseiten denken, ist das so als würden die Innenseiten der Ärmel zusammenkommen. Die Partner drücken sanft den Arm; Sie können es bei beiden Armen gleichzeitig tun.
Dann kommen wir nach unten zu den Beinen. Wir berühren die Vorderseite und die Rückseite der Oberschenkel, drücken sie leicht zusammen und arbeiten uns so das ganze Bein hinunter. Nun geht es um das Tieferwerden der Falten an den Leistenbeugen. Die Partner legen Ihre Finger in die Falte, die Liegenden stellen sich vor, wie die Finger tiefer sinken. Nehmen Sie sich Zeit! Dann gehen wir zum Bauchnabel hinauf. Legen Sie die Hand auf Nabelhöhe, dabei können Sie sich vorstellen, dass der Kieselstein (oder die Gürtelschnalle) Richtung Boden sinkt. So, als würde das Steinchen durch Wasser sinken. Das Nächste sind die Querfalten auf der Rückseite der Jacke. Wir werden uns vorstellen, wie sie den Rücken hinunter geglättet werden. Sie müssen hierfür die Arme Ihres Partners aus dem Weg legen, um von den Schultern abwärts hinunter zu den Sitzhöckern zu gleiten. Sie brauchen das Glätten nur etwa dreimal zu machen. Versuchen Sie, so weit wie möglich unter dem Rücken zu bleiben. Dann gehen Sie zu den Längsfalten an der Rückseite der Hosen und streichen die zur Seite hin aus (**Abb. 14**). Greifen Sie dabei so weit wie Sie können in die Mitte, greifen Sie das Gewebe und ziehen Sie es nach außen. Es ist so, als ob Sie einen elastischen Stoff dehnen. Stellen Sie ihn sich dehnbar vor. Jetzt gehen wir zum Hals. Dort haben wir den Kragen, der ganz zerknittert und unter die Jacke gerutscht ist. Hier wollen wir die Falten nach oben ausglätten, zur Schädelbasis hin. Die Partner beginnen in Höhe der Schultern und gleiten zur Schädelbasis hinauf. Wenn Sie die bewegte Berührungshilfe gegeben haben, fassen Sie die Knochen der Schädelbasis am Hinterkopf und ziehen Sie diese in dieselbe Richtung. Dann gehen wir zu den Schultern, die wir uns als Schulterpolster vorstellen. Diese Polster gleiten vom Hals fort, über die Schultern an den Armen bis zu den Fingerspitzen hinunter. Geben Sie also die Berührungshilfe den ganzen Weg hinunter, angefangen neben dem Hals, über die Schultern, die Arme hinunter, bis zu den Fingerspitzen. Dann können Sie oben auf die Schultern drücken, direkt

neben dem Halsansatz, mit ganz leichtem Druck. Sie stellen sich vor, wie die Schulterpolster nach außen über die Schultern, die Arme hinunter bis zu den Fingerspitzen gleiten. Dann gehen wir zum Kopf. Die Partner betten zuerst den Kopf in Ihre Handflächen und schwingen ihn ganz sanft. Ich bitte Sie das zu tun, damit Sie damit Ihrem Partner vermitteln, dass der Kopf zwar ausgerichtet sein soll, er deshalb aber nicht in Stein gemeißelt ist. Das leichte Schwingen des Kopfes wird Ihrem Partner das Gefühl vermitteln, dass der Kopf beweglich und nicht steif ist. Erlauben Sie dem Kopf, zurückzukommen und auf dem Kissen zu ruhen. Die Liegenden beginnen damit, sich den Kopf immer runder werdend vorzustellen, wie einen runden Ballon. Legen Sie Ihre Hände um die Konturen des Schädels und des Gesichts und dann über die Ohren (**Abb. 15**). Nun beginnen wir damit, uns vorzustellen, dass der Kopf immer leerer wird, vor allem zwischen den Ohren. Dann stellen wir uns den Kopf als einen Ballon vor, der sich ausdehnt, vor allem zwischen den Ohren. Dabei legen Sie Ihre Finger (unterhalb der Ohren) hinter den Unterkiefer vor den Warzenfortsatz. Konzentrieren Sie sich dort, zwischen diesen beiden Stellen, auf die Ausdehnung. Beenden Sie nun langsam diesen Prozess, indem Sie die Hände entfernen. Lassen Sie Ihren Partner das, was wir getan haben, eine Zeit lang in sich aufnehmen. Lösen Sie die Bänder von den Beinen Ihres Partners. Die Liegenden kommen über die Seite zum Stehen. Nehmen Sie sich die Zeit, die Sie brauchen; machen Sie es in Ruhe.

Mir fällt da ein, als ich einmal eine Gruppe von Schauspielern unterrichtet habe, war da ein Student dabei, ein junger Mann. Ich weiß nicht, ob er in den vorhergehenden Stunden einigen Stoff verpasst hatte oder ob ich den Stoff nicht unterrichtet hatte, aber es kam diesem Schauspieler doch recht seltsam vor. Sie müssen wissen, dass die Schauspieler, Tänzer und Performance-Künstler, die ich in New York häufig unterrichte, zu den Kursen kommen, um ihre Koordination für ihre Auftritte zu verbessern. In der Klasse war ein 17-jähriges Mädchen, das mir von dem Schauspielstudio als Assistentin zugeordnet worden war. Wir waren mitten im Unterricht, und der besagte Schauspieler begriff nicht, worum es ging und war sehr frustriert. Also platzte er mitten im Unterricht heraus, wofür das denn alles gut sei? Die junge Frau stand sofort auf und sagte: «Es ist fürs Leben!» Ich erzähle Ihnen diese Geschichte, weil dieses Mädchen eine wirkliche Einsicht hatte. Darum geht es. Jeder verwendet es für seine eigenen Zwecke; man will bei Aufführungen besser sein, man möchte besser aussehen, aber darum geht es eigentlich nicht. Es geht um

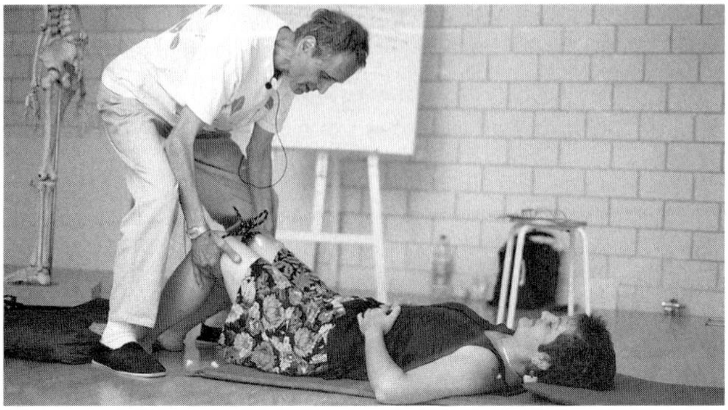

Abb. 13:
«Die Partner geben die Berührungshilfe, indem Sie unter die Kniekehlen fassen und die Beine ein klein wenig hochziehen.»

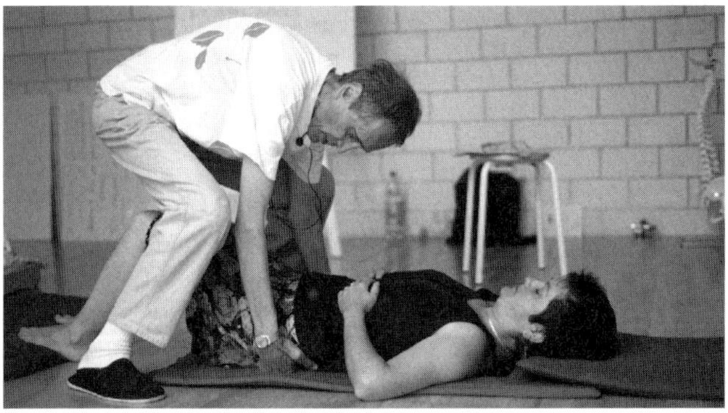

Abb. 14:
«Dann gehen Sie zu den Längsfalten an der Rückseite der Hosen und streichen die zur Seite hin aus.»

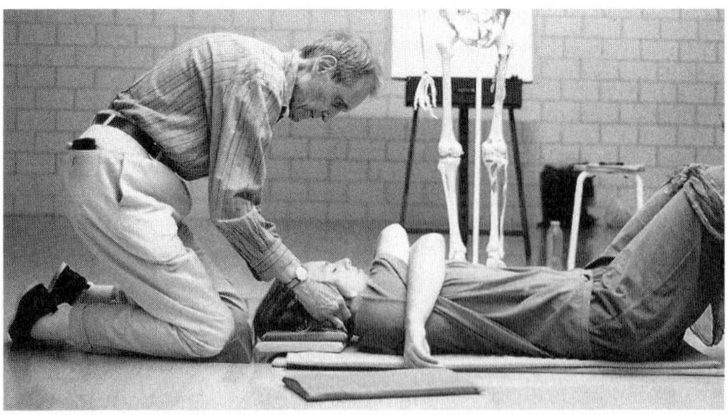

Abb. 15:
«Formen Sie mit Ihren Hände die Konturen des Schädels und des Gesichts nach und legen Sie sie über die Ohren.»

das, was die junge Frau sagte, es ist fürs Leben, um das Leben besser zu gestalten. Daher habe ich das nie vergessen. Diese junge Frau hat mich etwas gelehrt. Ich muss zugeben, dass ich zu der Zeit diese Arbeit gemacht habe, weil ich sehr mit dem Tanzen beschäftigt war, das war mein Fokus. Ich war wie all die anderen, die ich unterrichtet habe.

In der konstruktiven Ruhe: «der Fluss»

Ich möchte Sie nun mit einer weiteren Möglichkeit vertraut machen, die «konstruktive Ruhelage» für sich zu nutzen. Wir werden nun mit dem Bild eines Flusses arbeiten, der Ihre Wirbelsäule entlang fließt. Sie werden sich vorstellen, dass dieser Fluss an der Vorderseite, über die Wirbelkörper nach oben fließt und an der Rückseite, über die Dornfortsätze nach unten (**Abb. 16**). Allerdings fließt der Fluss nur bis zum ersten Brustwirbel nach oben. Er wendet zwischen 7. Halswirbel und 1. Brustwirbel und fließt über die Dornfortsätze der Brustwirbelsäule nach unten.
Legen Sie nun Ihre Matten parallel zur Wand, einigen Sie sich, wer zuerst liegt und wer zuerst Berührungshilfe gibt. Helfen Sie Ihren Partnern in die konstruktive Ruhelage. Bedenken Sie: Wenn man die Vorstellung benutzt, um mit ihr zu arbeiten, dann sollte man sie lebendig, aufweckend, bunt, abwechslungsreich gestalten. Beginnen Sie nun, einen Fluss in Ihrer Vorstellung über Ihre Wirbelsäule fließen zu lassen. Passen Sie ihn speziell für sich an. Machen Sie ihn möglichst real. Bestimmen Sie Farbe, Temperatur, die Geschwindigkeit, mit der er fließt. Wie fühlt er sich an?
Legen Sie nun Ihre Hand zwischen Schambein und Nabel auf den unteren Bauch. Lassen Sie ihre Hand nicht zu schwer werden, sonst ist Ihre Berührungshilfe keine echte Hilfe. Die Berührungshilfe ist für die Liegenden eine Orientierung, so dass die Aufmerksamkeit in dieser Höhe bei der Wirbelsäule sein kann. Über die Wirbelkörper an der Vorderseite fließt der Fluss nach oben, an der entsprechenden Stelle der Rückseite nach unten. Gehen Sie nun zum Nabel. Fahren Sie fort, den Fluss kreisen zu lassen. Vorne nach oben, hinten nach unten. Als Nächstes berühren Sie ihren Partner zwischen Nabel und Schwertfortsatz des Brustbeins (**Abb. 17**). Lassen Sie sich Zeit die Vorstellung zu entwickeln. Gehen Sie nun zum Schwertfortsatz des Brustbeins. Achten Sie darauf, dass Ihr Fluss über die Wirbelkörper

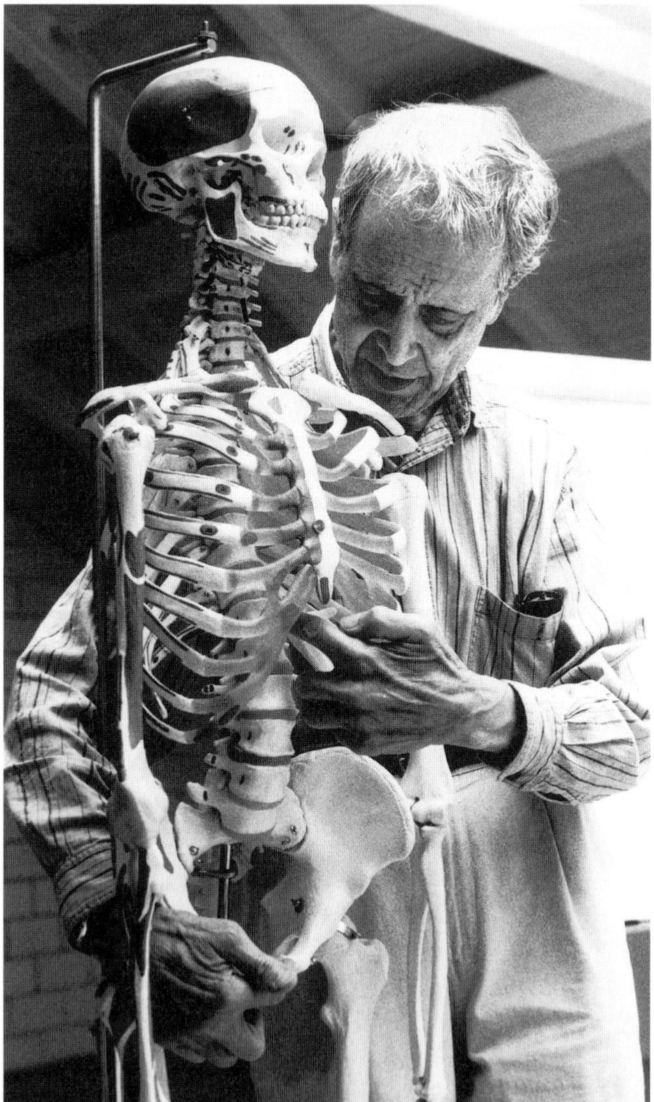

Abb. 16:
«Sie werden sich vorstellen, dass dieser Fluss an der Vorderseite über die Wirbelkörper nach oben fließt und an der Rückseite über die Dornfortsätze nach unten.»

nach oben fließt und nicht direkt unter dem Brustbein. Bleiben Sie mit der Vorstellung in der Tiefe! Eine Möglichkeit, den ganzen Ablauf zu intensivieren, ist folgende: Stellen Sie sich vor, das Wasser reinigt die Wirbelsäule. Dies macht das Bild dynamischer! Als Nächstes erfolgt die Berührungshilfe an der Mitte des Brustbeins, am Corpus sterni. Lassen Sie sich Zeit, und gehen dann weiter zum Handgriff des Brustbeins, dem Manubrium. Während Sie fortfahren die Berührungshilfe beim Manubrium zu leisten, nehmen Sie die andere Hand und suchen den langen, hervorstehenden Dornfortsatz des siebten Halswirbels. Hierzu setzen sich die Helfenden am besten oberhalb des Kopfes auf den Boden. Ihre Finger gleiten zum ersten Dornfortsatz der Brustwirbelsäule, verweilen dort. Gleichzeitig denken die Liegenden wie der Fluss vorne nach oben und hinten nach unten fließt. Gleiten Sie einen Dornfortsatz weiter nach unten. Weiterhin fließt der Fluss vorne hinauf, hinten herunter. Bitte entfernen Sie Ihre Hände. Die Liegenden stellen sich Folgendes bezüglich Ihrer Atmung vor: Die Ausatmung kann die Fersen erreichen. Nicht indem Sie es «machen», vielmehr, indem Sie es geschehen lassen. Nun erhalten Sie Berührungshilfe an den unteren Rippen. Die Partner legen die Handfläche an die Seiten, die Finger zeigen zum Rücken. Lassen Sie den Atem die Rippen nach außen öffnen. Dies wird zur Folge haben, dass sich die Rippen auch nach hinten ausdehnen. Hierzu benötigen Sie etwas Zeit.

Lösen Sie nun die Bänder von den Knien Ihrer Partner und kommen Sie über die Seite auf Hände und Knie. Setzen Sie sich langsam zurück auf die Fersen. Legen Sie die Fingerspitzen auf die Leistenfalten, lassen Sie die Falten tiefer werden, so dass die Finger darin versinken. Bitte drücken Sie nicht mit den Fingern, sondern warten Sie, bis die Falten tiefer werden. Sobald Ihre Finger versinken, lassen Sie ihren Oberkörper nach vorne auf die Oberschenkel sinken. Die Partner beginnen nun über den Rücken Richtung Becken zu streichen, sehr sanft und erinnern dadurch an das Bild des Flusses, der über die Rückseite nach unten fließt. Sobald die Vorstellung real wird, richten Sie sich langsam auf, aber die ganze Zeit fließt der Fluss hinten nach unten. Helfen Sie Ihren Partnern! Vertiefen Sie nochmals die Vorstellung: An der Vorderseite der Wirbelsäule fließt der Fluss nach oben, an der Rückseite nach unten. Nun kommen Sie auf Ihre Knie, bringen ein Bein nach vorne und in Gedanken mit dem Fluss verbunden, verlagern Sie Ihr Gewicht auf das vordere

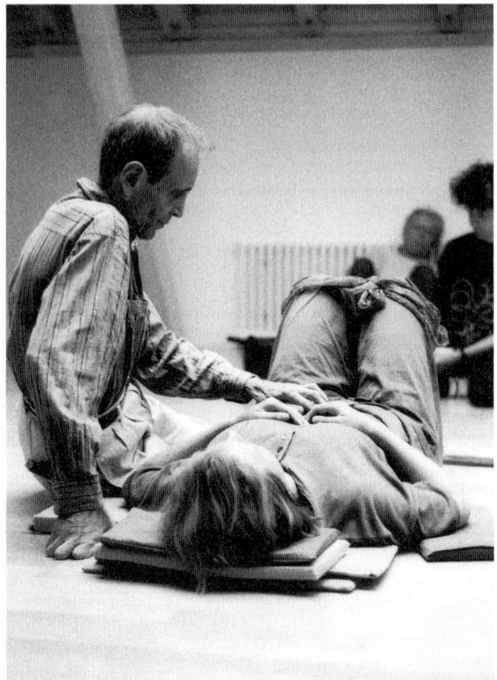

Abb. 17:
«Als Nächstes berühren Sie ihren Partner zwischen Nabel und Schwertfortsatz des Brustbeins.»

Bein und gelangen zum Stehen. Im Stehen tun Sie folgendes: Die Finger der einen Hand gleiten über die Mittellinie der Vorderseite nach oben. Sie denken an den Fluss, die Hand verlässt Ihre Vorderseite, der Arm hebt sich Richtung Raumdecke und bleibt in einer angenehmen Höhe. Die andere Hand gleitet über die Mittellinie, der Arm hebt sich ebenfalls Richtung Raumdecke und bleibt in einer angenehmen Höhe. Sie beginnen nun mit runden Lippen auszuatmen und am Ende der Ausatmung – aber erst dann! – lassen Sie die Arme sinken. Bitte wiederholen Sie diesen Ablauf, ohne sich in den Ellbogen anzustrengen und ohne die Schultern unnötig hochzuziehen. Was geschieht mit Ihrer Atmung, nachdem die Arme gesunken sind?

Vielen Dank für Ihre Aufmerksamkeit!

Sitzen und Stehen. Zweiter Tag des Einführungsseminars

Alle Gegenstände innerhalb des Schwerkraftfeldes der Erde werden von ihr anzogen. Dadurch haben alle Dinge auf der Erde ein Gewicht, auch Ihr Körper. Es gibt drei Möglichkeiten mit Gewicht umzugehen: Ein Gewicht ruht, hängt oder es ist gestützt, bzw. eingespannt. Ein Beispiel für ruhendes Gewicht sind Sie selbst, wie Sie auf Ihrem Stuhl sitzen oder ruhen. Aber ich verstehe «ruhen» in einem umfassenderen Sinn. Ich «ruhe» auf den Boden, auch wenn ich auf meinen Füßen stehe. Ein Gewicht *ruht* auf einer Struktur – Stuhl oder Boden –, im Gegensatz zu einem Gewicht, das *von* einer Struktur herab hängt. So hängt beispielsweise eine Lampe von der Decke oder Kleider hängen über einen Bügel. Betrachten Sie diese Balkendecke und Sie sehen ein gutes Beispiel für gestütztes Gewicht. Querbalken hängen und ruhen, wie Sie sehen. Stützen ist also eine Kombination aus Hängen und Ruhen.

Ich möchte mich jedoch auf die beiden Hauptarten, mit Gewicht umzugehen, konzentrieren: Ruhen und Hängen. Ich möchte Ihnen davon ein tieferes Verständnis vermitteln, indem ich auf die damit verbundene Physik eingehe. Es ist ziemlich theoretisch und Sie brauchen das nicht zu wissen, um mit den Vorstellungsbildern zu arbeiten. Ich möchte aber, dass Sie zumindest ein grundlegendes Verständnis davon haben. Schauen wir uns Materie einmal auf der Mikroebene ihrer Struktur an. Man kann sich immer kleinere Einheiten, aus denen sie aufgebaut ist, anschauen: Moleküle, Atome, Atomkerne, Elektronen, Protonen, usw. Begeben wir uns auf die molekulare Ebene. Wir wissen, dass Moleküle in etwa wie kleine Planeten aussehen. Sie stehen zueinander in einer bestimmten Beziehung, die für das Material, aus dem sie bestehen, kennzeichnend ist. Ich zeichne hier eine beliebige Anordnung. Beachten Sie bitte, dass zwischen den Molekülen Raum ist, und das trifft auf jegliche Materie zu. Selbst im Felsgestein gibt es Raum zwischen den Molekülen, die sich außerdem noch bewegen. Hier sind zwei Tatsachen: Nichts ist absolut fest, und nichts ist völlig ohne Bewegung. Das ist einer der Gründe, warum ich diese Arbeit «physiophilosophisch» nenne, denn wenn man beginnt, sich das so vorzustellen, gibt es nichts Unbewegliches, nichts Festes, und man versteift sich nicht mehr so schnell. Fügen Sie das Ihrem philosophischem Verständnis hinzu; wir leben auf diesem Planeten Erde, der sich mit ziemlich hohem Tempo um sich selbst dreht und dabei noch die Sonne umkreist. Das einzige, was sie daran hindert, von der Erde herunter ins All zu fliegen, ist die Schwerkraft. Woran halten Sie sich also fest? Es gibt nichts fest zu halten, lassen Sie los!

Kommen wir zurück zu dem Material, auf dem Sie jetzt sitzen (**Abb. 18**). Woraus auch immer es bestehen mag, seine Moleküle werden aufeinander gepresst. Das Material, wenn es Sie oder ein anderes Gewicht tragen kann, kann das deshalb, weil es die Fähigkeit hat, dem Zusammenpressen der Moleküle zu widerstehen. Wenn ich mein Gewicht darauf ruhen lasse, tragen es die Beine von diesem Hocker. Das Material aus dem dieser Hocker besteht, lässt es nicht zu, dass seine Moleküle von meinem Gewicht zusammengedrückt werden, oder gerade nur ganz wenig. Wie würden Sie also die Qualität eines Materials beschreiben, das als tragendes Element einer Konstruktion benutzt wird? Welche Eigenschaft muss es haben? Wie würden Sie beschreiben? Es muss fest sein. Was in Ihrem Körper erfüllt diesen Zweck? Die Knochen. Sie sind die tragenden Elemente im Körper. Nehmen wir ein Gewicht, das an einer Konstruktion hängt. Es übt einen Zug auf die Moleküle dieser Konstruktion aus. Wenn die Konstruktion das Gewicht halten soll, muss sie bestimmte Fähigkeit haben. Ich habe hier dieses Gummiband, aber es wird das Gewicht des Skeletts nicht halten. Die Moleküle lassen sich ohne Mühe auseinander ziehen. Was könnte ich nehmen, um das Skelett oder irgendein Gewicht aufzuhängen? Könnte ich dieses Seil nehmen? Sicher. Ich könnte die Krawatte, das Schnürband oder einen Metallstift nehmen. Es kommt nur darauf an, dass die Moleküle nicht zu leicht auseinander gezogen werden können, wie es bei dem Gummiband geschieht. Wann immer ein Widerstand gegen die Zugbelastung durch die Schwerkraft benötigt wird, können wir entweder flexibles Material verwenden, vorausgesetzt, die Moleküle werden nicht zu leicht auseinander gezogen, oder wir können festes Material nehmen. Die Knochen im Körper dienen meistens als Druckglieder, aber sie können gelegentlich auch als Zuglieder dienen. Es tut mir Leid, ich habe vergessen, Ihnen zu sagen, dass man von Zugbelastung spricht, wenn das Gewicht an einem Gefüge aufgehängt ist. Was wird im Körper häufiger als Zugglied gebraucht? Muskeln, Sehnen und Bänder.

Nun habe ich sie darauf vorbereitet, einen der wichtigsten Gedanken von Todd aufzunehmen. Sie meinte, dass wir lernen müssten, unser Gewicht von den Knochen tragen zu lassen, damit die Muskeln entlastet sind und die Knochen bewegen können. Mit anderen Worten sollten wir den Widerstand gegen die Schwerkraftbelastung den Knochen, den Druckgliedern, überlassen, damit die Zugglieder, die Muskeln, für die Aufgabe, die Knochen zu bewegen, frei sind. Wenn man aufrecht steht, bedarf es eines bestimmten Maßes an Muskeltätigkeit. Man kann ohne Muskeltätigkeit nicht aufrecht bleiben, aber es muss nicht so viel sein, wie viele von uns dafür aufwenden. Tatsächlich ist es

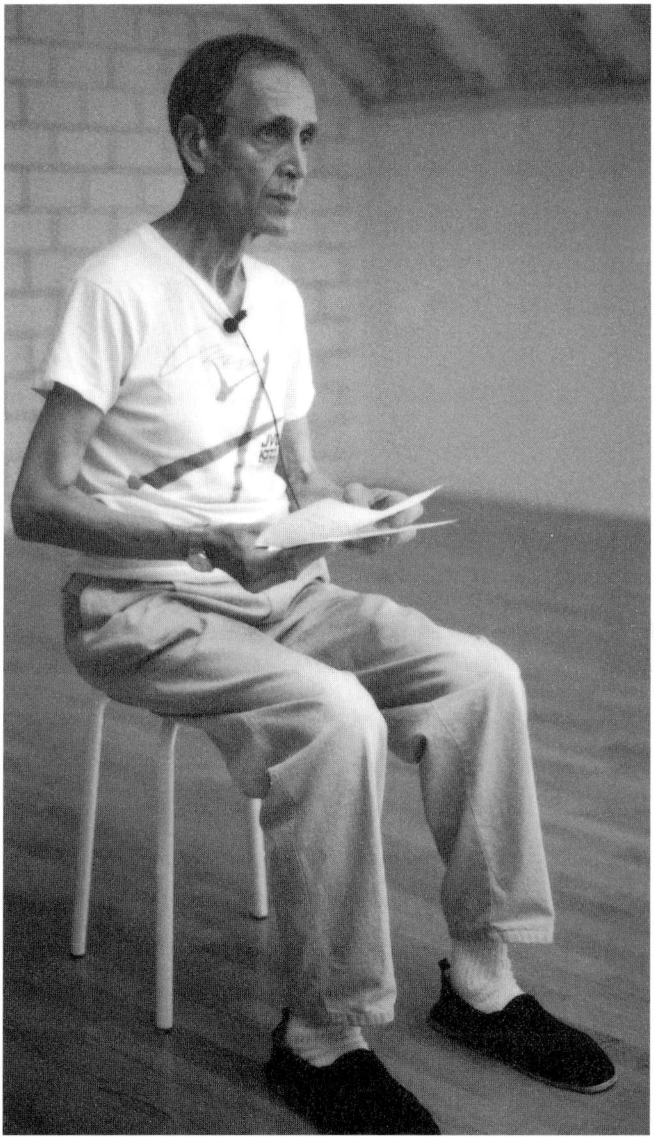

Abb. 18:
André Bernard, während er zum Thema «Sitzen» spricht.

im Allgemeinen besser, sich an die Vorstellung zu halten, dass die Muskeltätigkeit hauptsächlich dazu da ist, das Knochengerüst längs der Schwerkraft auszurichten; das verringert die Muskeltätigkeit, die wir aufwenden müssen. Man sollte sein Gewicht nicht mit den Muskeln in die Schultern hochziehen, um der Schwerkraft entgegenzuwirken. Überlassen Sie das den Knochen. Es ist Ihnen vielleicht schon aufgefallen, dass wir uns bei dieser Arbeit viel auf Lösen und Entspannen konzentrieren. Dazu möchte ich Ihnen direkt klar machen, dass wir Muskeln nicht lösen, damit sie passiv werden, sondern damit sie aktiv werden. Das mag paradox erscheinen, ist es aber nicht. Wenn Sie damit beschäftigt sind, Gewicht mit den Muskeln hochzuhalten, dann können diese keine nützliche Arbeit mehr verrichten, weil sie nicht mehr für die Bewegungsaufgaben zur Verfügung stehen.

Zum Beispiel: Diese Muskeln an der Rückseite der Wirbelsäule sollten nicht das Gewicht tragen. Die Knochen der Wirbelsäule können das besser. Die Hauptfunktion dieser Muskeln hier hinten sollte es sein, die Wirbelsäule aufzurichten, sie zu verlängern. Das sollte mit jedem Einatmen geschehen. Wenn Sie dagegen Ihr Gewicht mit den Rückenmuskeln hochziehen, macht das Ihre Wirbelsäule steif und fest. Wenn Sie dann einatmen, können diese Muskeln die Wirbelsäule nicht verlängern, da sie schon damit beschäftigt sind, das Gewicht fest zu halten. Genau um diesen Zusammenhang geht es bei dem Bild der Querfalten im Rücken, die nach unten ausgeglättet werden, mit dem Sie gestern gearbeitet haben.

Zum Sitzen

Im Sitzen übertragen die Sitzbeinhöcker das Gewicht auf den Hocker. Um die Sitzbeinhöcker als Teil eines Vorstellungsbildes verwenden zu können, müssen Sie sich mit ihrer Form und Masse vertraut machen. Es ist so, als ob Sie blind wären. Um herauszufinden, wie die Sitzhöcker aussehen, müssten Sie sie ertasten (**Abb. 19**). Sie würden Ihren Tastsinn benutzen, um den Mangel an Sehvermögen auszugleichen. Tun wir das und spüren wir, wie und wo die Sitzbeinhöcker sind. Heben Sie einen Sitzbeinhöcker, legen eine Hand unter ihn und lassen ihn vorsichtig nach unten. Spüren Sie bitte gleichzeitig Ihr Gewicht auf dem anderen Sitzbeinhöcker. Seien Sie bitte vorsichtig, ich möchte nicht, dass Sie sich wehtun. Können Sie auf den Händen sitzen? Fühlen Sie das Gewicht? Das ist der Effekt der Schwerkraft! Dieses Gewicht ist eine beträchtliche Belastung. Daran können Sie erkennen, wie wichtig es ist, es auszubalancieren. Wenn es aus dem Gleichgewicht ist, müssen Sie das mit Hilfe von Muskelkraft ausgleichen. Sie haben das Gewicht auf Ihren Händen gespürt; können Sie auch spüren, wie es auf den Hocker drückt? Erspüren Sie das.

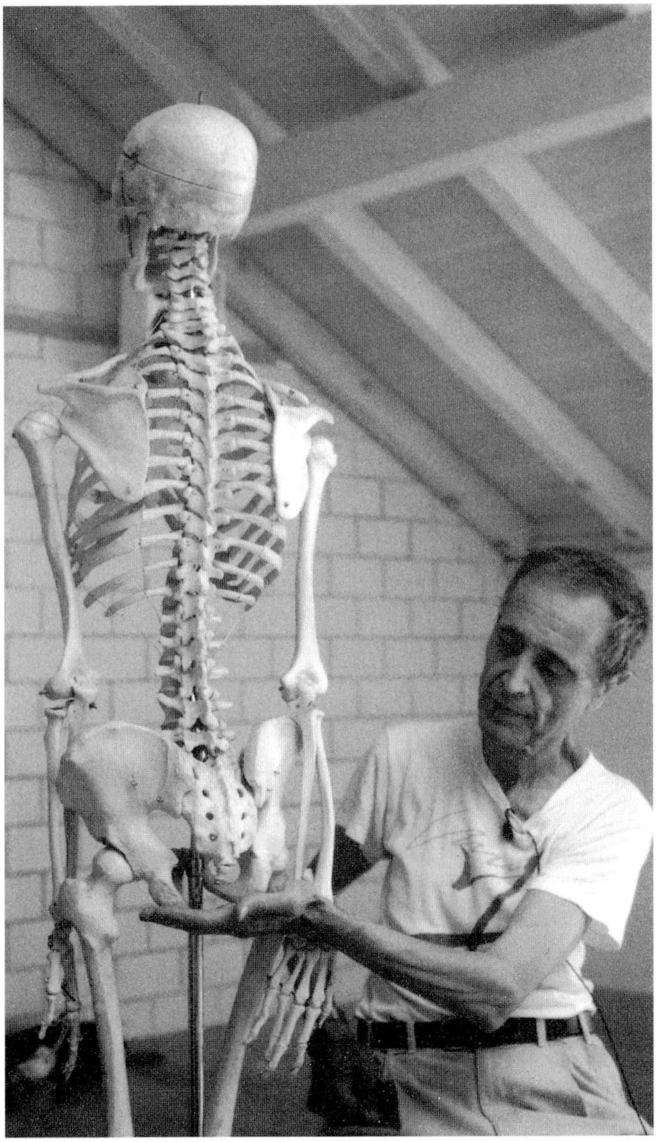

Abb. 19:
«Um herauszufinden, wie die Sitzhöcker aussehen, müssten Sie sie ertasten.»

Im Sitzen: Vorstellungsbild «tropfendes Sitzbein»

Spielen wir ein Spiel für Kinder. Formen Sie mit Ihren Händen einen Abguss von den Sitzbeinhöckern, so, wie Sie sie erspürt haben. Tun Sie dann so, als wären das Ihre Sitzbeinhöcker und lassen Sie die auf Ihrem Schoß sitzen. Nun lassen Sie Ihre wirklichen Sitzbeinhöcker sich so auf den Hocker setzen, wie die hier auf Ihrem Schoß sitzen. Etwas, was Sie bemerken können, ist, wie weit sie voneinander entfernt sind. In meinem Studio an der Universität habe ich ein Modell des Beckens zusätzlich zu dem kompletten Skelett. Das lasse ich herumgehen, so dass die Studenten ihre Hände wie einen Abguss um die Sitzbeinhöcker herum formen können. Hier haben wir diesen Luxus nicht, und daher bitte ich Sie, die Erinnerung der Berührung Ihrer eigenen Sitzbeinhöcker zu nutzen. Sie haben die Aufgabe schon gut gelöst, aber ich bitte Sie, noch genauer die Entfernung zwischen ihnen wiederzugeben. Sie sind nicht so weit auseinander und auch nicht so eng beisammen. Wenn Sie bitte Ihrem Kopf erlauben, in seiner Höhe zwischen den Sitzbeinhöckern zu sein, nicht auf der einen oder der anderen Seite, nicht davor und nicht dahinter, sondern dazwischen. Der Kopf wird nicht gehalten, sondern balanciert. Er ist immer im Gleichgewicht.

Überlassen Sie die Arme besser der Schwerkraft. Sie müssen nicht an der Seite herunterhängen, sie können in Ihrem Schoß ruhen, aber Sie sollten den oberen Teil, den Oberarmknochen, nicht in Ihre Seiten pressen, oder mit den Armen gegen die Schwerkraft angehen. Überlassen Sie sie einfach der Schwerkraft. Mit den Armen an der Seite oder mit den Händen im Schoß, das ist gleich. Die Füße sind auf dem Boden. Ich würde die Unterschenkel senkrecht auf den Boden stellen und mir dann vorstellen, dass die Sitzhöcker kleine Beinchen sind. Sie sind ziemlich kurz, aber ich möchte, dass Sie auf ihnen spazieren gehen - machen Sie einen Schritt. Wandern Sie bis an die Kante des Hockers und wieder zurück. Machen Sie bitte die folgende Bewegung: Heben Sie einen der Sitzbeinhöcker und stellen Sie sich vor, dass er wie ein Wassertropfen herunterhängt, der kurz davor ist, herunterzutropfen. Und jetzt ertasten Sie die Gegend rund um den Sitzhöcker; es sollte sich dort weich anfühlen. Anders gesagt, sollten Sie den Sitzbeinhöcker nicht durch angespannte Pomuskeln anheben; diese Stelle sollte ganz weich sein. Sich vorzustellen, dass die Sitzbeinhöcker wie Wassertropfen herabhängen, hilft, dass das Richtige geschehen kann. Ich werde noch ausführlicher darüber sprechen, aber Sie haben schon so viele technische Hinweise bekommen, ich will Ihnen nicht noch mehr geben. Ich möchte jetzt, dass Sie einfach mit Ihrer Vorstellung, Ihrem Gefühl und Ihrem kinästhetischen Sinn arbeiten. Heben wir noch einmal denselben Sitzhöcker und lassen ihn wie einen Tropfen herabhängen. Berühren Sie ihn noch einmal und lassen Sie ihn weich sein. Falls er es nicht ist, bleiben Sie bei der Vorstellung, dass der Sitzhöcker länger wird, wie ein Tropfen kurz vor dem Fall oder wie warmes Wachs. Kommen Sie zurück auf beide Sitzhöcker, finden Sie Ihr Gleichgewicht; der Kopf ist zwischen den Sitzhöckern. Heben Sie nun den anderen Sitzhöcker und lassen Sie den wie einen Wassertropfen hängen und kommen Sie zurück auf beide Sitzhöcker. Achten Sie auf den Unterschied zwischen dem Sitzen auf beiden Knochen und auf einem, so wie eben. Wenn Sie das häufiger üben, werden Sie bemerken, dass Sie immer auf dem einen mehr Gewicht haben. Um das zu ändern, sollte man nicht den einen mehr herunterpressen, um ihn an den anderen anzugleichen, sondern sich die beiden im Gleichgewicht vorstellen; man balanciert auf ihnen und zwingt sie nicht.

Teilnehmer: Wie ich hier so sitze, merke ich, dass ich in unterschiedlichen Winkeln auf meinen Sitzhöckern sitzen kann und dass es sehr anders ist, wenn ich auf ihrer Spitze sitze oder wenn ich auf ihnen nach hinten rolle.

Man sollte auf den Spitzen der Sitzbeinhöcker balancieren, damit die Wirbelsäule so lang wie möglich sein kann. Man muss es letztendlich an der Funktion überprüfen.

Über die Wirbelsäule

Wir haben geübt, im Sitzen das Gewicht durch die Knochen und durch die Sitzbeinhöcker in den Hocker gehen zu lassen. Ich möchte damit im Stehen fortfahren, aber vorher möchte ich betrachten, was mit dem Gewicht geschieht, bevor es auf die Sitzhöcker übertragen wird.

Die Wirbelsäule verteilt das Gewicht auf den Beckenring. Dort wird es schließlich durch die Sitzbeinhöcker auf die Unterlage, auf der wir sitzen, übertragen. Heute werden wir uns anschauen, wie das Gewicht durch die Wirbelsäule transportiert wird. Wie Sie sehen können, besteht die Wirbelsäule aus Einzelteilen, die man Wirbel nennt. Es gibt 24 bewegliche Wirbel und das Kreuzbein, das beim Erwachsenen aus fünf zusammengewachsenen Wirbeln besteht. Im Anschluss daran befindet sich das Steißbein (Os coccygis), das aus drei bis fünf unvollständig miteinander verwachsenen Wirbeln besteht. Lassen Sie mich Ihnen zeigen, wie Sie sich den Aufbau der Wirbelsäule einprägen und sich ihrer bewusster werden können. Die oberen sieben Wirbel sind die Halswirbel (Zervikalwirbel). Wir bezeichnen Sie abgekürzt als C1 bis C7. Direkt darunter haben wir die zwölf Wirbel an denen die Rippen befestigt sind. Wir nennen sie Brustwirbel (Thorakalwirbel), Th1 bis Th12. Unmittelbar unterhalb der Brustwirbel sind die fünf Lendenwirbel (Lumbalwirbel), die den unteren Rücken bilden, L1 bis L5 (**Abb. 20**). Dann kommt das Kreuzbein (Sakrum), dann das Steißbein, und das ist schon die ganze Wirbelsäule. Zwischen allen 24 beweglichen Wirbeln haben Sie die so genannten Bandscheiben. Sie bestehen aus einem sehr festen faserigen Material, das zwei Hauptaufgaben hat. Erstens sind sie Stoßdämpfer; wenn Sie gehen und Ihr Gewicht verlagern, erschüttert das das Skelett und diese Stoßdämpfer mindern die Erschütterung. Zweitens ermöglichen sie einen größeren Bewegungsspielraum zwischen den einzelnen Wirbeln.

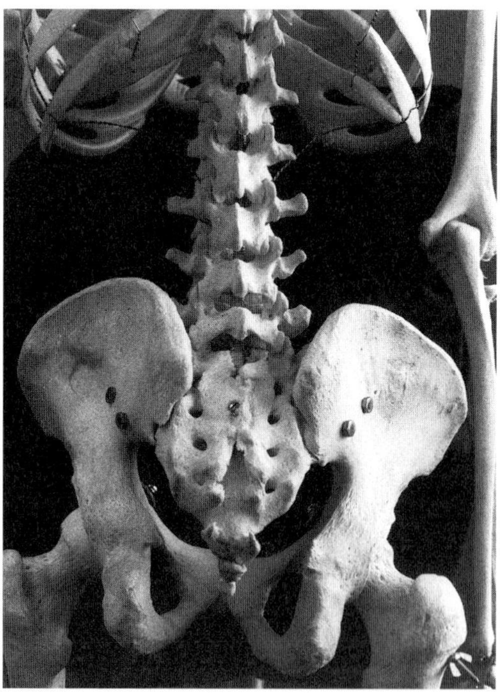

Abb. 20:
«Unmittelbar unterhalb der Brustwirbel sind die fünf Lendenwirbel (Lumbalwirbel), die den unteren Rücken bilden, L1 bis L5.»

Im Sitzen: Vorstellungsbild «Wirbel als Bauklötze stapeln»

Wir werden uns nun vorstellen, wie wir diese Wirbel einen auf den anderen stapeln, wie Bauklötze, mit denen Kinder spielen. Wir legen einen auf den anderen. Wir werden das mit einer Bewegung verbinden. Wir werden uns nach vorn beugen, so wie wir es gestern getan haben, und während wir wieder hochkommen, stellen wir uns vor, wie wir einen Wirbel auf den anderen stapeln. Ein wesentlicher Teil dieser Vorstellung besteht darin, dass, während Sie einen Wirbel auf den anderen stapeln, Sie das Gewicht jedes Wirbels auf den darunter liegenden abgeben sollten (**Abb. 21**). Der erste wird auf das Kreuzbein gelegt und sein Gewicht wird dann durch das Becken zu den Sitzhöckern auf den Hocker übertragen. Indem Sie den ersten Wirbel auf das Kreuzbein stapeln, ruht er auf dem Kreuzbein und dies führt dazu, dass Sie die Sitzbeinhöcker direkt im Kontakt mit der Unterlage fühlen können. Wenn Sie zum nächsthöheren Wirbel kommen, lassen Sie ihn auf dem darunter liegenden ruhen, und wieder geht das Gewicht den ganzen Weg nach unten zu den Sitzhöckern. Fahren Sie damit fort, bis Sie zum Kopf gelangen, den Sie sich als den obersten Wirbel vorstellen. Er ist ganz oben auf dem Stapel. Arbeiten Sie jetzt in ihrem Tempo. Das ist ein ziemlich wirksamer kleiner Ablauf. Ich tue dies recht häufig und man kann es immer dann tun, wenn man sein Gewicht im Körper nach unten sinken lassen möchte. Wenn Sie merken, dass Sie sich im Körper hochziehen, wird Ihnen das helfen, ihr Gewicht wieder nach unten gehen zu lassen. Sie beginnen, indem Sie sich auf dem Hocker nach vornüber beugen und sich in der Geschwindigkeit, die Ihnen angenehm ist, wieder aufrichten. Aber Sie müssen das ziemlich langsam tun, um das wirklich spüren zu können. Fahren Sie fort, Gewicht auf die Unterlage abzugeben. Wir werden damit fortfahren, diese Sitzhaltung weiter zu entwickeln.

Gehen auf den Sitzbeinhöckern

Um eine andere Art der Bewegung zu erhalten, gehen wir auf den Sitzbeinen spazieren. Erinnern Sie sich: Sie heben einen Sitzhöcker hoch und bringen ihn nach vorn. Tun wir dies ein wenig, um in das Becken zu kommen. Jetzt finden

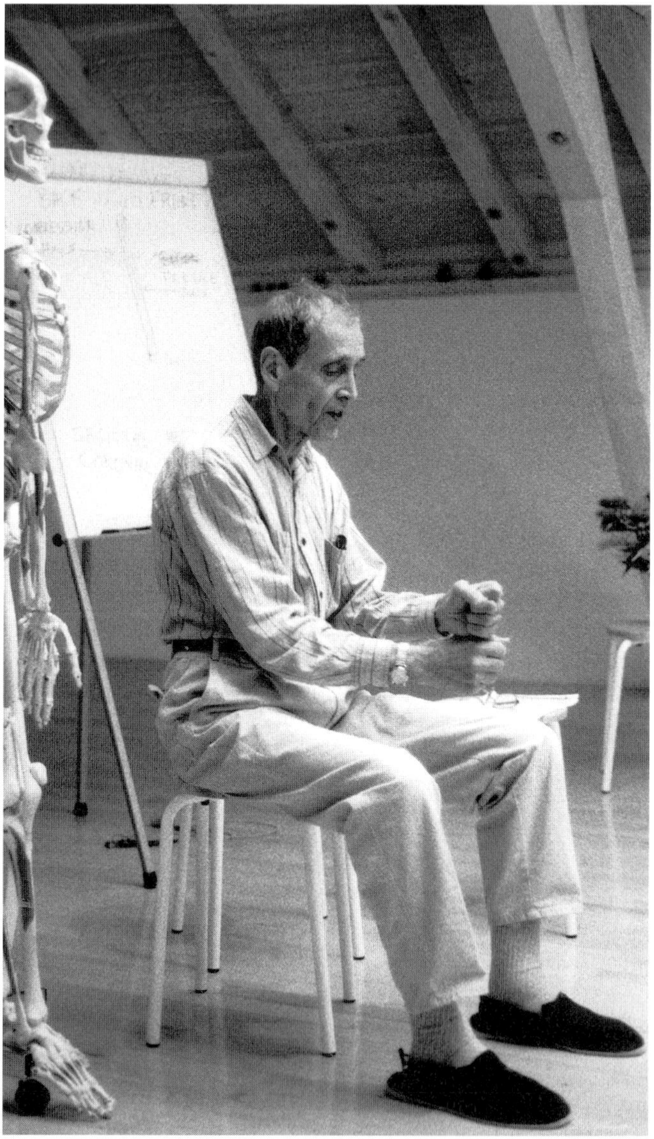

Abb. 21:
«. . . während Sie einen Wirbel auf den anderen stapeln, sie das Gewicht jedes Wirbels auf den darunter liegenden abgeben ...»

Sie Ihre Balance auf den beiden Sitzhöckern, so gleichmäßig, wie Sie können. Verteilen Sie das Gewicht auf beide Seiten. Gestern habe ich davon gesprochen, den Kopf zwischen den Sitzbeinen zu haben, zentriert in seiner Höhe zwischen den Sitzhöckern, und davon, die Arme der Schwerkraft zu überlassen. Hier haben wir eine andere Komponente des Sitzens, die wir erörtern müssen. Auf einem guten Stuhl oder anderen Sitzgelegenheit sollte der Winkel zwischen dem Oberschenkelknochen und dem Becken nicht mehr als 90 Grad sein. Der Grund ist folgender: Kommen wir noch mal zur «idealen Haltung» zurück. Beim idealen Haltungsmuster sind die Teile oder Gewichte des Skeletts so nahe an der Mittelachse ausbalanciert, wie es die Struktur erlaubt. Wenn Ihre Sitzgelegenheit den Winkel größer als 90 Grad werden lässt, übt das Gewicht Ihrer Beine einen Zug aus, weg von Mittelachse. Aber das Gewicht sollte zurück zur Mittelachse gehen, zum Zentrum des Körpers. Das ist dasselbe Prinzip, dem ich gefolgt bin, als ich Sie gebeten habe, sich den Körper wie ein weiches Tuch vorzustellen, das sich um die Mittelachse legt. Sie sollten ein Gefühl dafür bekommen, die Skelettlasten zum Zentrum kommen zu lassen und Sie nicht von sich wegzuhalten. Es ist klar, dass Sie nicht so herumlaufen wollen, mit den Armen zur Seite ausgestreckt, weg von der Mitte. Lassen Sie das Gewicht in die Mitte fallen. Anders gesagt, ich versuche, Ihnen den allgemeinen Grundsatz zu vermitteln wie Sie Ihre Skelettlasten nahe der Mitte ansiedeln können. Wenn Sie von der Mitte weggehen müssen, um einen Schritt zu machen, oder um Ihren Arm zu bewegen, ist das kein Problem. Sie wollen nicht den ganzen Tag steif herumgehen, das ist selbstverständlich. Weniger selbstverständlich ist das mit den kleineren Knochen. Weil die meisten von uns niemals vollständig ausatmen, halten viele von uns auf eine subtile Art eine ganze Menge Knochen von der Mitte weg. Um dies nicht zu tun müssten Sie sich vom Einatmen lösen. Einatmen ist exzentrisch. Das Einatmen bringt Sie von der Mitte weg, die Ausatmung wieder zur Mitte zurück. Bei der Arbeit am Atem ist es wichtig, erst die vollständige Ausatmung zu fördern, bevor man zum Einatmen kommt.

> *Teilnehmer:* Was geschieht, wenn wir mit den Beinen in einem kleineren Winkel als 90 Grad sitzen, d. h. die Knie höher sind als die Hüftgelenke?

Sie meinen, wie Asiaten sitzen?

> *Teilnehmer:* Ja.

Je mehr Sie sich im Hüftgelenk beugen, umso mehr müssen Sie in der Lage sein, Ihre Wirbelsäule länger werden zu lassen. Für die meisten Leute, die daran nicht gearbeitet haben, wird das im Rücken unangenehm werden. Aber es erlaubt es dem Gewicht sogar noch besser zur Mitte zu gehen, wenn die Wirbelsäule beweglich genug ist, um sich dem anzupassen. Im Idealfall ist man besser dran, wenn man nicht auf einem Stuhl sitzt, sondern sich hockt, wie es die Indianer oder Kinder tun. Mein Vater hat das gelernt, ich glaube, weil wir in einer kleinen Stadt gelebt haben, in der viele Indianer wohnten. Ich kann mich an einen interessanten Anblick aus meiner Kindheit erinnern. Da saßen eine ganze Reihe älterer Männer, die nicht mehr arbeiten mussten, um den Platz herum, in der Hocke, und das stundenlang! Sie sprachen miteinander und hockten in Grüppchen zusammen. Es wäre also sehr gut, wenn wir uns das bis ins Erwachsenenalter bewahren könnten.

Wenn Sie sich dazu entschließen, in dieser Weise auf Stühlen sitzen zu wollen, dann sind alle die Stühle für Sie gut, die es Ihnen erlauben, einen Winkel von 90 Grad einzunehmen; oder sogar weniger, wenn Sie das schaffen. Wenn das bei einem Stuhl nicht möglich ist, und Ihre Oberschenkel nach unten gehen, können Sie etwas unter Ihre Füße legen. Ich benutze diese Hocker aus Holz, um Ihnen zu helfen, die Sitzknochen zu fühlen, aber wenn sie im Alltag sitzen, ist es völlig in Ordnung, ein Kissen oder gepolsterte Stühle zu nehmen. Ich bitte Sie dringend, auszuprobieren, was ich Ihnen zeige, um zu sehen, wie es für Sie ist. Und wenn es für Sie unbequemer ist, nachdem Sie es eine Weile angewendet haben, können Sie immer zu dem zurückkehren, was Sie vorher getan haben. Noch etwas: wenn Sie einen Stuhl mit Lehne benutzen, ist es besser, nur die Lendenwirbelsäule zu stützen und den unteren Rücken anzulehnen. Wenn Sie mit all dem, was wir hier tun, Ihre Koordination verbessern und die Funktion Ihrer Wirbelsäule stärken, werden Sie nicht mehr so ermüden.

Zum Stehen

Im Stehen verteilt sich das Gewicht im Beckenring wie im Sitzen. Es geht entlang der Knochen durch das Becken, da aber die Sitzhöcker keine Unterstützung haben, hängen sie einfach. Daher geht das Gewicht zum nächsten Druckglied des Körpers, nämlich zu den Knochen der Beine. Die Übertragungsstelle ist das Hüftgelenk, wo die Beine mit dem Becken zusammenkommen. Anatomisch heißt es Iliofemoralgelenk. Die Last wird über dieses Gelenk auf die Beine übertragen. Sie geht durch die Beine in die Füße und von dort auf den jeweiligen Grund, auf dem man steht. Wir werden uns nicht vorstellen, dass unser Gewicht von den Füßen getragen wird.

Die Gewichtsverteilung durch den Fuß ist wie bei einem Dreifuß (**Abb. 22**): auf der Ferse, dann sollte es auf dem Großzehballen sein und schließlich auf den beiden Ballen des kleinen und des vorletzten Zehs. Üben wir das.

Winkeln Sie Ihren Fuß an, Sie stehen schon auf einem «Fuß» des Dreifußes, der Ferse. Während Sie nun den ganzen Fuß wieder auf den Boden zurückkommen lassen, stellen Sie sich vor, wie Sie auf die beiden anderen «Füße» des Dreifußes gleichzeitig herunterkommen. Vermeiden Sie, den einen aufzusetzen und dann auf den anderen zu rollen. Einige von uns rollen den Fuß seitlich, aber Sie sollten es sich zur Gewohnheit machen, gleichmäßig auf beide vorderen Unterstützungspunkte zu kommen.

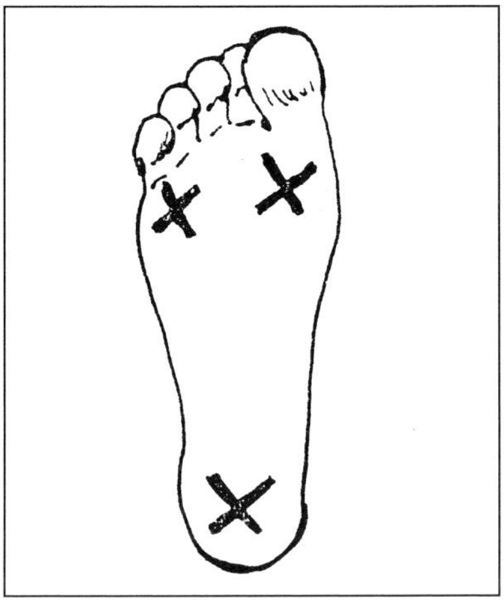

Abb. 22:
«Die Gewichtsverteilung durch den Fuß ist wie ein Dreifuß.»

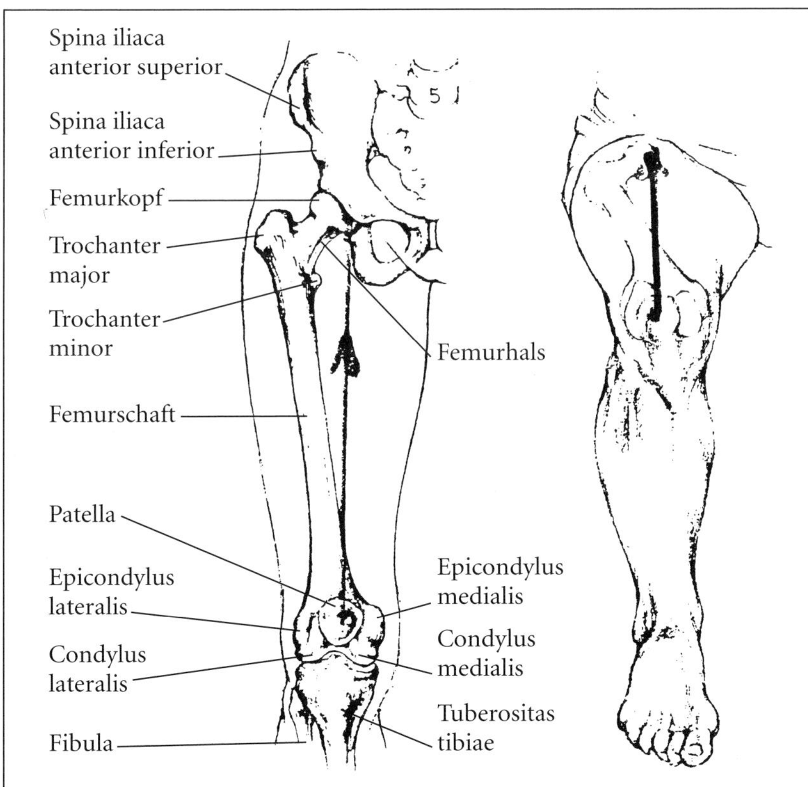

Abb. 23:
«Zöge man also eine gerade Linie vom Zentrum des Knies, käme man zum Femurkopf.»

Folgendes werden wir uns bezüglich des Gewichts im Stehen vorstellen. Wir werden uns unser Gewicht oben auf den beiden Oberschenkelknochen balanciert vorstellen. Natürlich wird das Gewicht letztendlich durch die Füße gehen, aber es ist keine gute Idee, sich vorzustellen, dass sich in den Füßen das Gewicht sammelt. Wir sollten uns die Füße als sehr aktive Enden der unteren Extremitäten vorstellen. Die Füße sollten funkeln, sollten sprühen, sollten glitzern. Sie sind keine Holzschuhe, mit denen man herumtrampelt. Sie sollten gegliedert sein. Eine Tänzerin z. B. kommuniziert mit der Welt auch durch ihre Füße.

Jetzt will ich Ihnen zeigen, wie wir die Vorstellungsbilder aufbauen werden, und wir werden viel im Stehen arbeiten. Wenn wir uns vorstellen wollen, dass das Gewicht oben auf den Oberschenkelknochen ruht, müssen wir eine klare Vorstellung davon haben, wo die oberen Enden der Oberschenkelknochen sind. Der Oberschenkelknochen (Femur) ist nicht gerade, er formt einen Winkel. An der Seite sehen wir den großen Rollhügel (Trochanter major). Die Verbindung zum Hüftgelenk stellt ein kleiner Hals her, der in dem golfballförmigen Kopf des Oberschenkels endet. Der wiederum passt in die kleine Pfanne im Becken (Acetabulum). Wir werden uns die Unterstützung nicht außen beim Rollhügel, sondern hier innen, im Hüftgelenk, denken. Zöge man also eine gerade Linie vom Zentrum des Knies, käme man zum Femurkopf (**Abb. 23**). Das ist in dieser Abbildung hier dargestellt. Lassen Sie mich Ihnen einen weiteren Grund nennen, warum wir uns vorstellen, dass das Gewicht auf den oberen Enden der Oberschenkelknochen ruht (**Abb. 24**). Wenn diese Weiterleitung des Gewichts im Rahmen eines guten Haltungsmusters geschieht, wird es von einem ganzen Komplex tief innen liegender Beckenmuskeln in Koordination mit den Bauchmuskeln kontrolliert. Das ist es, was diese Vorstellung bewirkt. Sie hilft, das Muster, das diese Kontrolle bewirkt, zu aktivieren und zu koordinieren; vorausgesetzt, man konzentriert sich auf die Hüftgelenksmitte und nicht auf den großen Trochanter. Wenn man sich den großen Trochanter als Stütze vorstellt, dann werden die Muskeln hier außen übermäßig aktiviert.

Ich muss Ihnen noch etwas sagen, was ich vergessen habe, als ich darüber gesprochen habe, wie wir unsere Lasten mehr zur Mitte hin oder mehr von der Mitte weg verlagern. Von der Mitte weg zu gehen ist nichts Schlimmes. Was ich sagen will, ist, dass es nicht einem statischen Zustand gleichkommt, wenn man sein Gewicht zur Mitte hin organisiert. Von der Mitte weg zu gehen ist nichts Schlechtes, denn das ist das Leben: man bewegt sich ständig von der Mitte weg und zur Mitte zurück, immer wieder. Es kann keine Organisation zur Mitte hin geben, wenn man vorher nicht von der Mitte fort gegangen ist. Man kann sich nicht zentrieren, ohne sich vorher ausgebreitet zu haben. Erliegen Sie also nicht dem Trugschluss, sich permanent in einem zentrierten Zustand befinden zu müssen. Sie müssen eine Mitte haben, zu der Sie immer wieder zurückkommen können, stellen Sie sich das also bitte auf diese Art vor, sonst entwickeln Sie eine statische Vorstellung vom Zentrieren. Ich habe versucht, genau das zu vermeiden, als wir uns mit

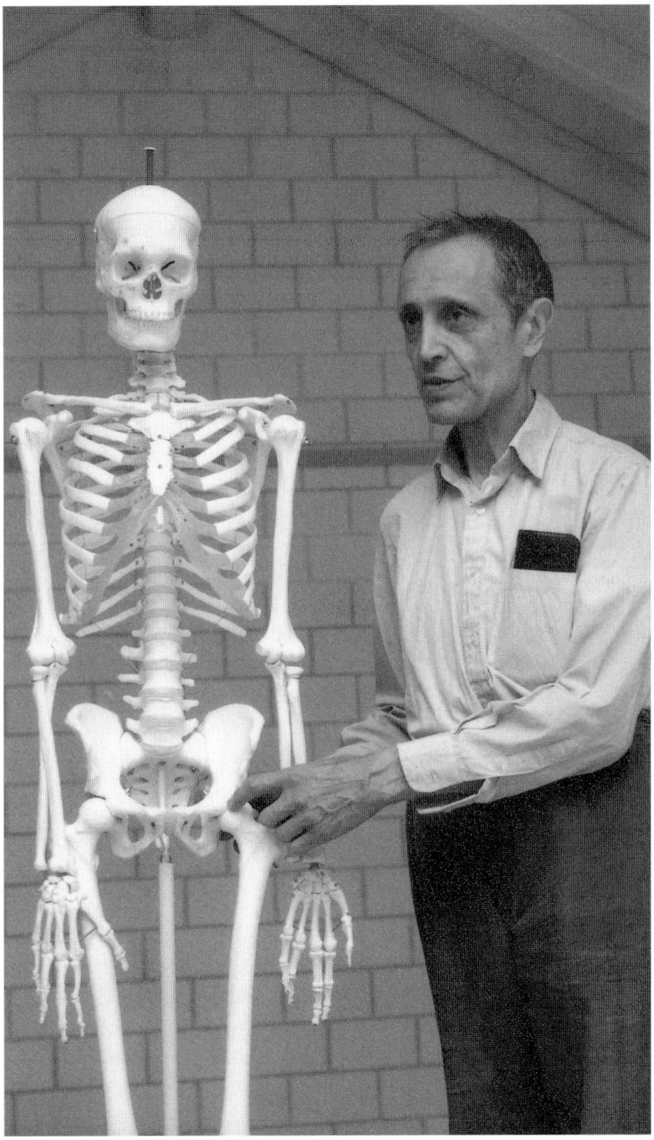

Abb. 24:
«. . . uns vorstellen, dass das Gewicht auf den oberen Enden der Oberschenkelknochen ruht.»

dem Haltungsmuster beschäftigt haben, um nicht in die altmodische militärische stramme Haltung zu verfallen, denn die ist unbeweglich. Die war im Letzten und auch in diesem Jahrhundert vorherrschend, was sich glücklicherweise ändert.

Im Sitzen: Vorstellungsbild «der Oberschenkel als Angelrute»

Üben wir uns jetzt im Sitzen. Suchen Sie Ihr Gleichgewicht auf den Sitzhöckern, so dass der Kopf zwischen ihnen ist und überlassen Sie die Arme der Erdanziehung. Zeichnen wir nun auf unseren Oberschenkeln eine Linie von der Mitte der Knie zur Mitte der Leistenfalten, ungefähr dort, wo die Hüftgelenke sind. Fügen wir dem noch etwas hinzu. Während wir die Linie von der Mitte der Knie zur Mitte der Hüftgelenke zeichnen, stellen wir uns vor, dass wir das Gewicht in die Gelenkpfannen fließen lassen, so dass das Gewicht der Beine in den Gelenkpfannen ruht. Die Knieenden der Oberschenkel können Sie sich wieder auf einem Kleiderbügel aufgehängt vorstellen, den Sie schon in der konstruktiven Ruhe verwendet haben. Beachten Sie, dass das Gewicht in der Pfanne der Hüftgelenke ruht, die Knieenden werden dadurch leicht. Stellen Sie sich vor, die Oberschenkel wären eine Angelrute; der Griff befindet sich an der Beckenseite der Oberschenkel und die Spitze ist an den Knieenden. Hier habe ich den Griff [legt die Hand ans Becken). Noch einmal: Lassen Sie das Gewicht in die Hüftgelenke fließen und bleiben Sie dann mit den Fingern in der Leistenfalte. Wenn Sie dort noch etwa vier Zentimeter tiefer nach innen denken (das kann von Person zu Person variieren), kommen Sie zum Hüftgelenk, dort, wo der Oberschenkelknochen in die Gelenkpfanne geht.

Im Stehen: Vorstellungsbild «schmelzender Trochanter»

Bevor ich Ihnen noch mehr Bilder vorstelle, die Ihnen helfen werden, die Oberschenkelköpfe zu lokalisieren, will ich Ihnen Gelegenheit geben, sich auf Ihre Art vorzustellen, wie das Gewicht im Stehen auf den Oberschenkelknochen ruht. Falls Sie feststellen, dass Sie sich mit den Schultern hochhalten, lassen Sie Ihr Gewicht in ihrem inneren Bild auf die Oberschenkelknochen sinken. Vielleicht halten Sie sich auch mit dem Hals hoch; lassen Sie sich auf die Oberschenkelknochen sinken; oder vielleicht halten Sie sich mit den Rippen hoch. Wo auch immer Sie das Gewicht sinken lassen, sollten Sie nicht in sich zusammensinken. Lassen Sie Ihren Körper aufrecht. Fahren wir damit fort, herauszufinden, wo sich die Oberschenkelköpfe befinden. Zunächst einmal sei gesagt, dass Sie an den Gelenken selbst keine Berührungshilfe geben können, weil sich um das Gelenk herum jede Menge Muskeln befinden. Sie wollen dahin, aber Sie können dort keine Berührung anwenden, um sich zu orientieren. Dort, wo Sie nicht sein wollen, am großen Trochanter, dort können Sie sich berühren. Berühren Sie ihn, suchen Sie ihn, bewegen Sie ihn und spüren Sie ihn. Um sich davon abzuhalten, hier nach außen zu kommen, die Muskeln anzuspannen um sich zu stützen, können Sie sich vorstellen, dass die großen Trochanteren wie warmes Wachs an der Außenseite der Beine herunterschmelzen (**Abb. 25**). Indem Sie außen die Unterstützung fortnehmen, bleibt Ihnen nichts anders übrig, als ihre Unterstützung nach innen zu verlagern. Lösen Sie die Außenseite und erfühlen Sie die Unterstützung weiter oben, innen in den Hüftgelenken. Sie stellen sich tatsächlich eine schmale, anstelle einer breiten, Basis vor, die Sie stützt. Probieren Sie es, die Erfahrung erschließt sich Schicht für Schicht, wenn man dabei bleibt.

Die beiden Fähigkeiten, die am schwersten zu meistern sind, sind Stehen und Sitzen. Es ist viel einfacher, zu gehen oder zu tanzen. Denn diese beiden Positionen sind statisch und wir werden gewöhnlich immer angespannter, wenn wir länger stehen oder sitzen müssen. Ich habe Sie schon zu lange sitzen lassen, was nicht gut ist. Sie sollten Ihre Tätigkeiten so einrichten, dass Sie bei Schreibtischarbeiten und Ähnlichem Ihr Sitzen wenigstens alle zwanzig Minuten unterbrechen können. Bitte kommen Sie zwischendurch für eine kleine Übung zum Stehen.

«Femurwippen»

Barbara Clark und ich haben das von uns so genannte «Femurwippen» verwendet, um zu vermeiden, dass das Stehen statisch wird. Wir haben es Kindern abgeschaut. Es ist so, als ob man sein Becken oben auf den Oberschenkelknochen hüpfen lässt

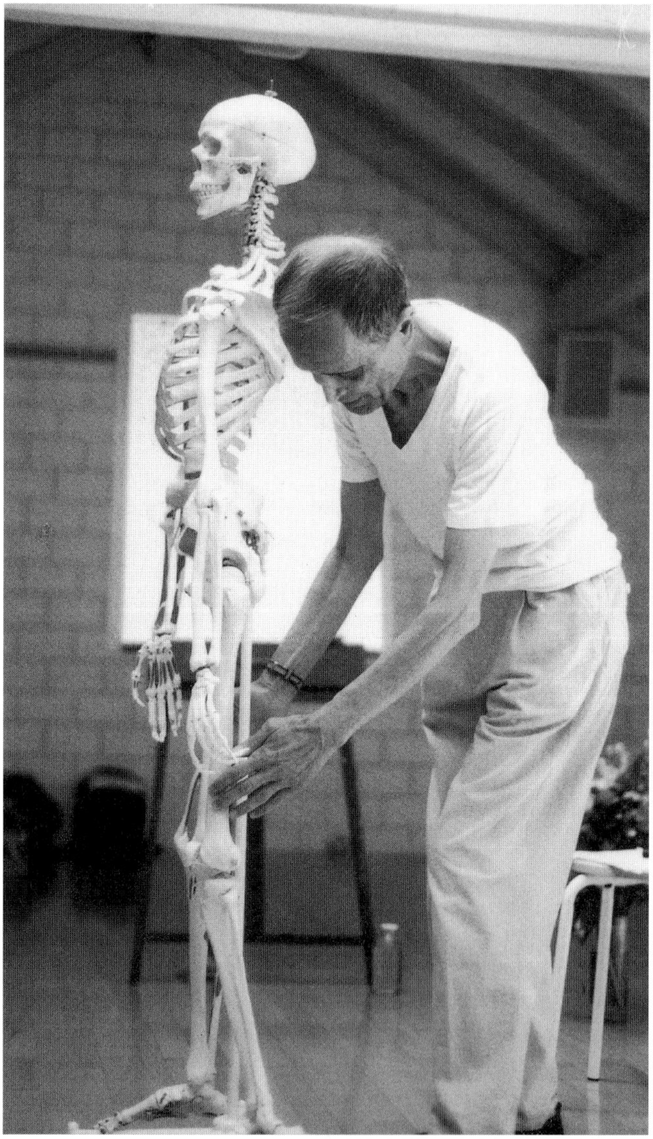

Abb. 25:
«. . . uns vorstellen, dass die großen Trochanter wie warmes Wachs an der Außenseite der Beine herunterschmelzen.»

[demonstriert die «Femurwippe», die auf S. @@ ausführlich erklärt wird]. Man kann das in Dynamik, Ausmaß und Geschwindigkeit variieren. Spüren Sie, wie Sie das Gewicht Ihres Beckens wirklich sinken lassen auf die oberen Enden Ihrer Beine, aber nicht tiefer, nicht in die Knie. Lassen Sie das Gewicht oben auf die Oberschenkelknochen fallen, halten Sie es nicht mit den Rippen, dem Hals oder den Schultern fest. Bevor wir damit fortfahren, setzen Sie sich bitte für einen Moment.

Zur Ausrichtung der Gelenke der Beine

Bevor wir noch mehr im Stehen arbeiten, muss ich Ihnen noch etwas sehr Wichtiges über die drei Gelenke des Beins vermitteln. Folgendes: Wenn Sie stehen, müssen die drei Gelenke des Beins in einer Ebene sein. Sie können sich die Ebene wie ein Blatt Papier vorstellen. Es ist so, als ob Sie dieses Blatt Papier, diese Ebene, durch jedes der drei Gelenke gehen lassen. Wenn es durch ein Gelenk geht, sollte es gleichzeitig durch die anderen beiden gehen. Der Grund dafür ist, dass vor allem das Kniegelenk sich in der Ebene von vorn nach hinten bewegt. Es bewegt sich nicht seitwärts. Wenn diese Gelenke nicht ausgerichtet, nicht zentriert und nicht in derselben Ebene sind, bedeutet dies eine erhöhte Belastung in unseren Gelenken. Es ist besonders für die Knie schädlich. Später werden wir eine kleine Übung machen, bei der wir uns selbst Berührungshilfe geben, um unsere Aufmerksamkeit darauf zu lenken, dass diese drei Gelenke in derselben Ebene sind. Wichtig ist außerdem, dass sich der zweite Zeh in derselben Ebene befindet. Gehen Sie also zu Ihrem zweiten Zeh hinunter und ziehen Sie eine Linie durch die Mitte des Fußes – das bringt Sie zur Mitte des Fußgelenkes – kommen Sie den Unterschenkel hinauf – das bringt Sie zur Mitte des Kniegelenks – und dann fahren wir auf der Linie von vorhin fort, von der Mitte des Knies zur Mitte des Hüftgelenks. Machen wir das noch einmal.

Kommen wir zum Stehen zurück, damit ich Ihnen zeigen kann, was das Stehen einfacher machen kann. Wenn Sie das Knie am zweiten Zeh ausrichten, werden automatisch alle drei Gelenke ausgerichtet sein. Beim Plié (in die Knie gehen beim Tanz) geht das Knie dann entlang der Linie des zweiten Zehs, und das ist eine gute Art, die drei Gelenke des Beines auszurichten. Das trifft auch dann zu, wenn Sie Tänzerin sind und mit ausgedrehten Beinen arbeiten; das Knie geht über die Linie des zweiten Zehs. Damit bleiben die Gelenke in einer förderlichen Beziehung zueinander. Arbeiten wir jetzt mit den Beinen parallel, Sie selbst können das dann in die jeweiligen Tanzpositionen übertragen.

Teilnehmer: Es wird uns oft gesagt, wir sollten mit den Füßen hüft- oder schulterbreit auseinander stehen – ist das zu weit auseinander?

Die Füße sollten so weit auseinander sein wie die Hüftgelenke. Allerdings möchte ich nicht, dass Sie sich darauf versteifen. Sie können die Haltung variieren, indem Sie einen Fuß nach vorne oder beide Füße zusammenstellen. Am besten zentriert ist es, die Füße im Abstand der Hüftgelenke zu haben, denn dann steht man genau in der Schwerkraftlinie, es ist die direkteste Verbindung. Wenn wir wippen, achten Sie darauf, dass sich die Knie entlang der Linie des jeweiligen zweiten Zehs bewegen. Deswegen habe ich Ihnen das alles erläutert.

Erinnern Sie sich noch daran, wie wir als Kinder von hinten an unsere Spielgefährten herangeschlichen sind und dann in ihre Kniekehlen gestoßen haben, damit sie plötzlich wegknickten? Wir werden etwas Ähnliches tun. Ich möchte, dass Sie das Gewicht nicht in Ihren Knien fest halten, lassen Sie es los und fangen Sie es mit den Oberschenkelknochen auf. Das ist eine Möglichkeit, die Anspannung in den Knien zu lösen. Wenn Sie die Femurwippe machen, lassen Sie jedes Mal, wenn Sie heruntergehen, das Gewicht aus den Knien gehen und fangen es oben auf dem Femur auf (**Abb. 26**). Lassen Sie immer wieder das Gewicht aus den Knien herausgehen.

Was Sie auch tun können, ist, sich vorzustellen, wie die Knie hinunter zu den Knöcheln gleiten. Erfahren wir das auf eine andere Art.

Ich möchte, dass Sie einmal Wippen und dann beim folgenden Wippen einen Schritt machen. Ein Schritt mit einem Wippen, ein Schritt mit einem Wippen, und so weiter. Lassen Sie Ihr Gewicht aus den Schultern und überall sonst fallen. Alle beugen die Knie (plié) und wenn Sie die Beine wieder strecken, denken Sie dabei, dass eine Kraft direkt in die Hüftgelenke wirkt. Überspringen Sie die Knie. Drücken Sie vom Boden direkt in die Hüftgelenke. Wenn Sie stehen, ist Ihr Gewicht oben auf den Oberschenkeln balanciert, und die großen Trochanter schmelzen, weil das Gewicht oben auf den Oberschenkelknochen ist. Da nämlich im Stehen das Gewicht oben auf den Oberschenkelknochen ruht, können die Sitzhöcker an der Rückseite der Beine hinunterschmelzen. Ich werde jetzt noch etwas hinzufügen, das Steißbein (Os coccygis). Da Sie das Gewicht oben auf den Oberschenkelknochen ruhen haben, können Sie das Steißbein loslassen, Sie müssen es nicht fest halten um stehen zu können. Lassen Sie es nach unten länger werden!

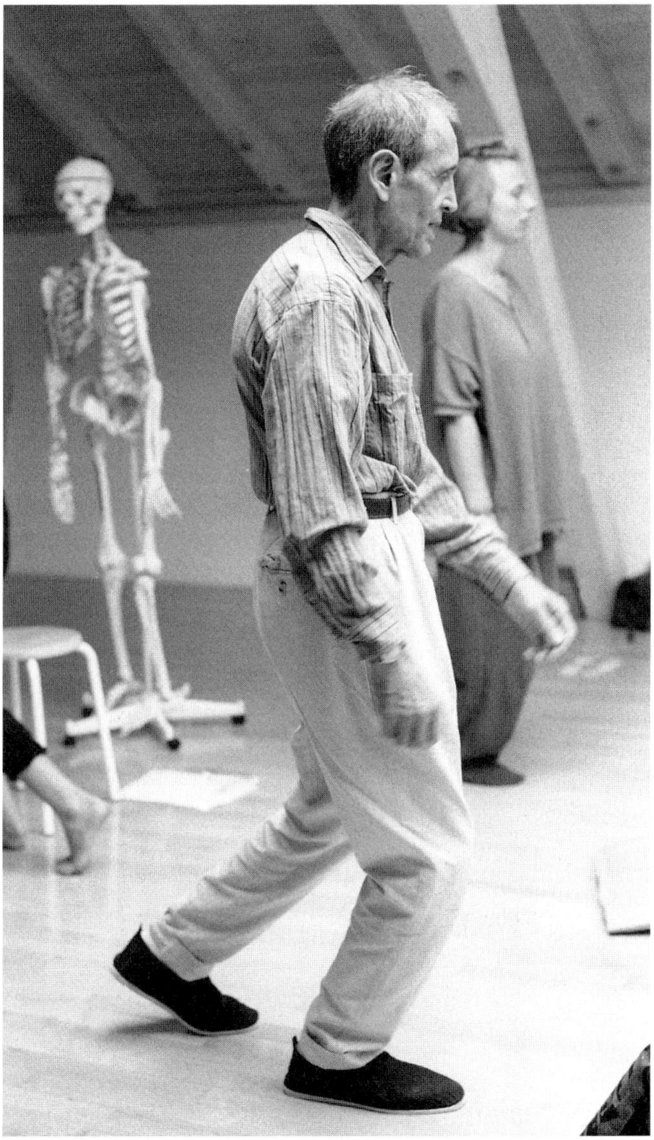

Abb. 26:
«Wenn Sie die Femurwippe machen, lassen Sie jedes Mal, wenn Sie heruntergehen, das Gewicht aus den Knien gehen und fangen es oben auf dem Femur auf.»

In der konstruktiven Ruhe: Vorstellungsbilder zur Verbindung des Oberschenkelknochens mit dem Hüftgelenk

Wir werden jetzt in der konstruktiven Ruhe mit Vorstellungen arbeiten, und ich möchte Ihnen dabei drei Dinge vermitteln: die drei Beingelenke ausrichten, die Femurköpfe in die Hüftgelenkspfannen sinken lassen und die Sitzhöcker länger werden lassen während Sie in der konstruktiven Ruhe liegen.
Die Partner unterstützen den Vorstellungsprozess, indem sie mit den Fingerspitzen von der Mitte der Knie in die Mitte der Hüftgelenksfalten gleiten. Lassen Sie die Finger in den Falten, damit ihr Partner sich weiter vorstellen kann, wie die Femurköpfe in die Gelenkpfannen einsinken, ganz ähnlich, wie ein Golfball in ein Loch fällt. Gehen Sie hinüber zum anderen Bein, berühren Sie das Knie und die Mitte der Leistenfalte, und gleiten Sie die Fingerspitzen vom Knie aus nach unten über das Fußgelenk und dann über den zweiten Zeh. Das vermittelt den Liegenden einen guten Eindruck von der Verbindung der drei Gelenke. Dann bringen wir die Fingerspitzen beider Hände auf die Mitte des Knies und bewegen sie in entgegengesetzte Richtungen; die eine Hand geht zur Mitte des Hüftgelenks und die andere zum zweiten Zeh. Wiederholen Sie das nochmals am selben Bein. Nun gehen Sie zum anderen Bein und machen dort genau dasselbe. Berühren Sie die Mitte des Knies und dann die Mitte der Leistenfalte. Erneut gleiten Sie mit den Fingern am Knie das Bein hinunter über das Fußgelenk zum zweiten Zeh. Dann legen Sie die Fingerspitzen beider Hände auf die Kniemitte und gleiten mit den Fingern in entgegengesetzte Richtungen, zum zweiten Zeh und zum Hüftgelenk. Machen Sie das noch einmal. Machen wir jetzt das, womit wir angefangen haben: Gleiten Sie mit den Fingerspitzen von beiden Knien aus in die Hüftgelenke hinunter. Lassen Sie die Fingerspitzen eine Weile lang in den Leistenfalten, damit die Femurköpfe Ihres Partners wie Golfbälle sein können (**Abb. 27**). Berühren wir nun die Sitzbeinhöcker; lassen Sie diese zu den Fersen hin länger werden. Beginnen Sie an den Sitzbeinhöckern, berühren Sie sie, gleiten Sie mit den Händen die Rückseite der Beine hinunter zu den Fersen. Legen Sie dann die Fingerspitzen auf die Sitzbeinhöcker und stellen Sie sich vor, wie die Sitzbeinhöcker zu den Fersen herunterschmelzen. Diese beiden Vorstellungen sind

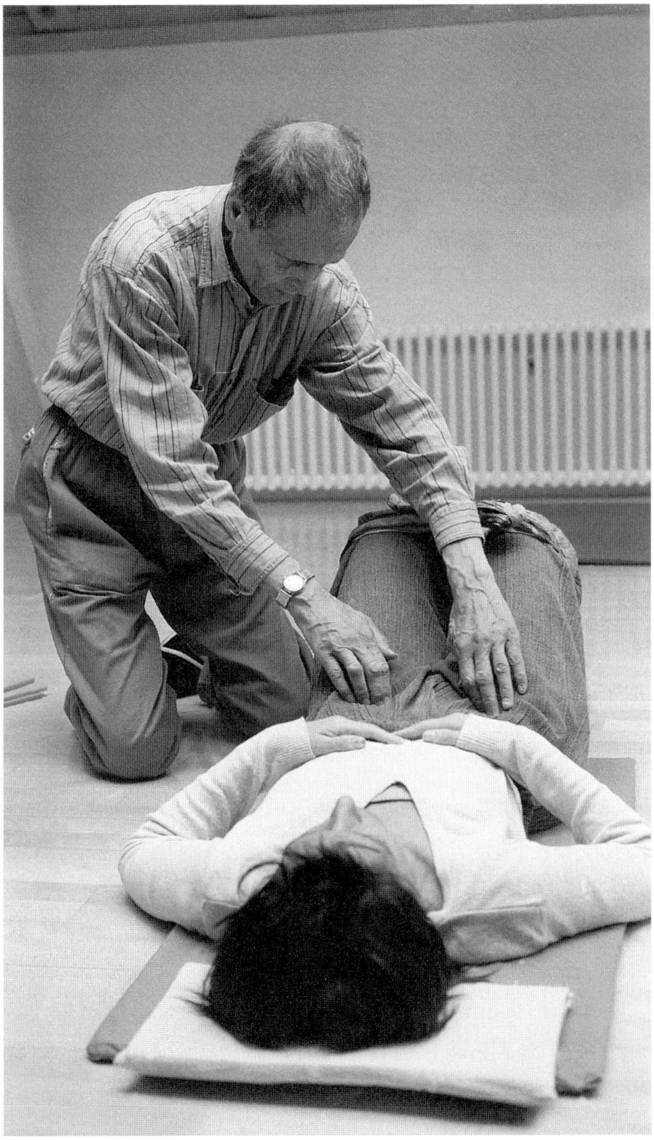

Abb. 27:
«Lassen Sie die Fingerspitzen eine Weile lang in den Leistenfalten, damit die Femurköpfe Ihres Partners wie Golfbälle sein können.»

wie zwei Seiten derselben Münze. Sie verstärken sich gegenseitig; je tiefer Sie die Oberschenkelköpfe in die Hüftgelenkspfannen sinken lassen können, umso leichter können sich die Sitzhöcker verlängern. Umgekehrt gilt das ebenso. Entfernen Sie jetzt die Bänder ihrer Partner. Wer liegt, rollt sich über eine Seite und kommt auf Hände und Knie. Setzen Sie sich nach hinten auf die Fersen, den Rumpf aufrecht. Legen Sie Ihre Hände in die Leistenfalten und lassen Sie die Falten tiefer werden. Nehmen Sie dann die Hände aus den Falten und beugen Sie sich vornüber, das bringt Ihren Rumpf auf die Oberschenkel. Ihre Arme liegen entlang der Seiten, die Handflächen nach oben. Wenn Sie sich vorstellen, dass die Knieenden der Oberschenkelknochen sich verlängern, ermöglicht das sowohl den Leistenfalten, als auch den Falten in den Kniekehlen, sich zu vertiefen. Wenn Sie wieder hochkommen, stapeln Sie die Wirbel aufeinander, wie Sie es im Sitzen bereits geübt haben. Achten Sie darauf, dass sich die Knieenden in den Raum hinein verlängern. Gehen Sie dabei so vor, wie ich es vorhin mit Ihnen besprochen habe: Stellen Sie sich zuerst das Bild vor, vor allem die sich verlängernden Knieenden, und wenn Sie spüren, dass sie sich da gut hineingefunden haben, richten Sie sich auf und stapeln Sie die Wirbel aufeinander. Richten Sie sich erst auf, wenn Sie bereit sind.

Lassen Sie uns den Bodenwiderstand erörtern. Wir haben über die Belastung durch die Schwerkraft gesprochen, bei der die Schwerkraft alle Gegenstände im Erdanziehungsbereich zur Erde hin zieht. Wir nennen das «Gewicht» – der Zug auf einen bestimmten Gegenstand in Richtung Erde. Der Widerstand des Bodens besteht darin, dass er gegen einen Gegenstand mit der gleichen, entgegengesetzten Kraft zurückdrückt, mit der dieser in die Erde hineingezogen wird. Indem Sie auf der Erde stehen, üben Sie schon einen Druck auf sie aus. Sie brauchen keinen Druck hinzuzufügen. Die Erde zieht Sie an und drückt gleichzeitig zurück.

Stehen Sie für einen Moment auf. Sie spüren, wie der Boden Sie trägt. Werden Sie wieder so lang wie möglich. Bleiben Sie, wo Sie sind, aber lassen Sie ihr Gewicht aus den Muskeln fallen, damit es keine muskuläre Anspannung gibt. Tun Sie so, als ob Sie keine Muskelkraft bräuchten, obwohl Sie sie tatsächlich brauchen, allerdings minimal. Bleiben Sie lang, ohne dass Sie ihr Gewicht mit den Muskeln hochziehen. Lassen Sie das Gewicht heraus, bleiben Sie aber so lang, wie Sie jetzt sind, lassen Sie ihre Muskeln so weit wie möglich los. Sie werden mehr oder weniger Erfolg haben, aber dies ist eine einfaches Mittel, das Sie tagsüber immer wieder anwenden können. Es ist eine andere Version der Vorstellung des über die Mittelachse hängenden Körpers. Dies ist keine metaphysische Formel, die Zauberwirkung hat. Dies ist einfach eine bestimmte Art, die Dinge zu durchdenken. Ihr Denken ist es schließlich, das den Körper beeinflusst; den ganzen Körper, nicht nur das Muster der Muskelaktivität, sondern alle Muster und Systeme im Körper werden von dem beeinflusst, was Sie denken und wie Sie denken.

> *Teilnehmerin:* Dies ist keine Frage, aber letzte Nacht bin ich mitten in der Nacht aufgewacht und ich war soooo entspannt. Seit über einem Jahr bin ich nicht mehr so entspannt gewesen, und ich habe bemerkt, dass ich dabei war, meine Wirbel aufeinander zu stapeln. Ich bin wach geworden und war so weich.

Das bringt uns zu einem wichtigen Gesichtspunkt, nämlich, dass man mit den Vorstellungsbildern in jeder Lage arbeiten kann. Ich stelle sie hier normalerweise auf die jeweilige Position bezogen vor, in der wir arbeiten. Aber man kann sie in jeder beliebigen Position anwenden.

Von den Schultern bis zu den Füßen. Dritter Tag des Einführungsseminars

Heute möchte ich über die Schultern sprechen. Es gibt da einige Ideen, die Ihnen bei der Ausrichtung helfen können. Der Schultergürtel setzt sich auf jeder Seite aus zwei Knochen zusammen; den Schlüsselbeinen und den Schulterblättern. Ertasten Sie sie. Langen Sie auf Ihren Rücken, wenn Sie können. Die Schlüsselbeine sind schön geformte Knochen in S-Form. Ich möchte Ihnen ein neues Bild vorstellen, das sehr subtil ist. Wenn Sie diesen Knochen fühlen und seinem Verlauf nach außen folgen, ist da dieser Teil des S, der von vorn gesehen konkav ist. Wenn Sie dort hinspüren und ihren Geist diese konkave Form akzeptieren lassen, kann das allein schon ein enormes Loslassen in diesem Bereich bewirken. Wir neigen dazu, uns den Knochen als völlig gerade vorzustellen. Erlauben Sie ihm zu sein, wie er ist: geschwungen. Der Schultergürtel beginnt oben am Brustbein, ist dort befestigt. Diesen oberen Teil des Brustbeins nennt man Manubrium oder Handgriff des Brustbeins (**Abb. 28**). Legen Sie Ihren Finger dort hinein. Sie können dort deutlich eine Grube fühlen. Die Schlüsselbeine sind hier an den Seiten befestigt. Bevor wir auf diese Befestigung näher eingehen, schauen wir uns das Skelett von der Rückseite her an. Die Schulterblätter oder Scapulae haben die Form eines Dolches. Sie sind wie ein Dreieck, und die Spitze, die nach unten zeigt, nennt man den unteren Schulterblattwinkel (**Abb. 29**). Den äußeren, oberen Teil des Schulterblattes bezeichnet man als Schulterhöhe (Acromion). Fühlen wir diese Knochen, langen Sie nach hinten und ertasten Sie Ihr Schulterblatt. Am unteren Schulterblattwinkel schaffen viele von uns eine enorme Spannung. Daher werden wir uns vorzustellen, dass diese Spitzen hinunterschmelzen zu den Sitzhöckern und ganz herunter zu den Fersen.

Einige von Ihnen haben Fragen zur gestrigen Arbeit am Stehen gehabt, und hier sind noch einige Hinweise dazu. Wenn Sic sich in Bezug auf Ihre Mittelachse ausrichten wollen, besteht eine weitere Möglichkeit darin, sich vorzustellen, dass diese unteren Spitzen ziemlich genau in einer Linie mit den Sitzhöckern sind. Wenn Sie dann die Füße mit einbeziehen wollen, wären die Fersen in einer Linie mit den Sitzhöckern.

Teilnehmer: Wenn die Füße parallel sind, sind dann die Fersen direkt unter den Sitzhöckern?

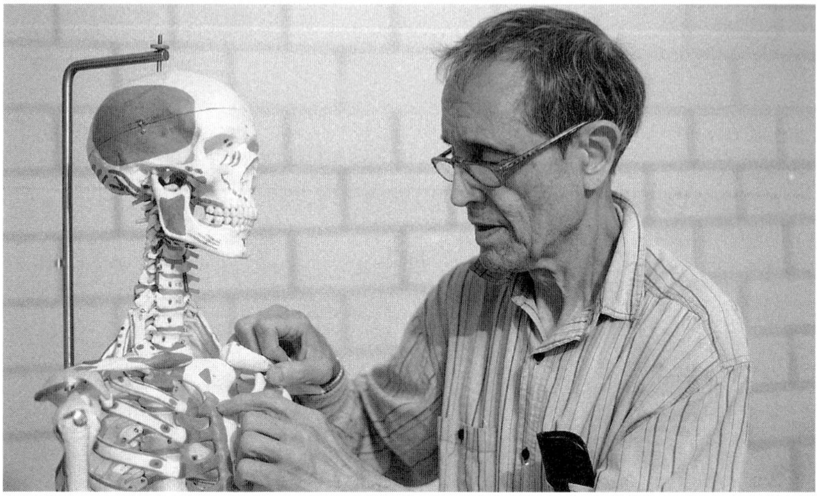

Abb. 28:
«Diesen oberen Teil des Brustbeins nennt man Manubrium oder Handgriff des Brustbeins.»

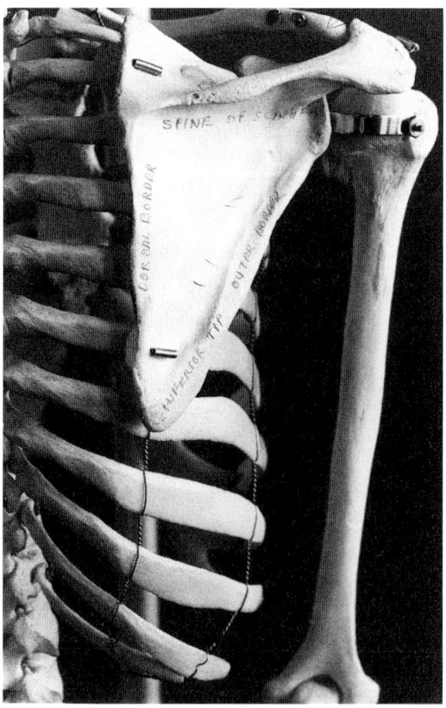

Abb. 29:
«Sie sind wie ein Dreieck, und die Spitze, die nach unten zeigt, nennt man den unteren Schulterblattwinkel.»

Nur annähernd, und halten Sie sich nicht krampfhaft daran fest. Ich zeige Ihnen diese Beziehungen, damit Sie einen Näherungswert für Ihre Ausrichtung haben. Die Knochenstruktur eines Menschen ist individuell, für jeden verschieden. Die Natur richtet jeden auf seine Weise aus. Etwas, was mir das Wunder der Natur vergegenwärtigt, ist das Betrachten von Skeletten, echten Skeletten und dann solche aus Plastik, man sieht dann, was für ein kompliziertes Kunstwerk der menschliche Körper ist.

Im Stehen: Vorstellungsbild «Verlängern der Schulterblätter»

So, kommen Sie und bleiben Sie eine Weile hier stehen, lassen Sie uns mit diesem Material etwas arbeiten. Lassen Sie Ihr Gewicht los und auf den Köpfen Ihrer Oberschenkelknochen ruhen. Vielleicht können Sie ein wenig an die Schulterblattwinkel denken, wie sie zu den Sitzhöckern hinunter fließen und wie die Sitzknochen sich zu den Fersen hin verlängern (**Abb. 30**). Sie können die Knochen dabei berühren und ertasten. Und Sie können ein wenig auf- und abfedern, um sich aufzulockern. Als Nächstes stellen Sie sich vor, während Sie wippen, dass das Gewicht der Arme oben auf den Oberschenkelknochen ruht. Fahren Sie fort sich vorzustellen, dass das Gewicht der Arme auf den Oberschenkelknochen ruht, und heben Sie die Arme auf Schulterhöhe. Wir denken das Schulterblatt an den Arm angehängt, wie einen Schwanz. Das Schulterblatt ist das Schweifende des Arms. Lassen Sie den Schweif länger werden. Können Sie das fühlen?

Bitte setzen Sie sich wieder. Ich möchte jetzt, dass Sie sich die Form des Schulterblattes genauer anschauen. Das Schulterblatt hat einen inneren Rand (dorsaler Rand), einen äußeren Rand, und einen oberen Rand, der hinter der Schulterblattgräte zurückversetzt liegt. Sie können diese Gräte hier spüren. Wenn Sie ihr folgen, geht sie in die Schulterhöhe, das Akromion, über. Das Akromion verbindet sich mit dem äußeren Ende des Schlüsselbeins. Diese Verbindung nennt man Akromioklavikulargelenk (**Abb. 31**). Das Gelenk hier, wo das innere Ende des Schlüsselbeins mit dem Brustbein verbunden ist, nennt man Sternoklavikulargelenk (**Abb. 32**). Immer, wenn zwei Knochen aneinander stoßen und mit Bändern und einer Gelenkkapsel fest miteinander verbunden sind, sprechen wir in der Anatomie von einem echten Gelenk.

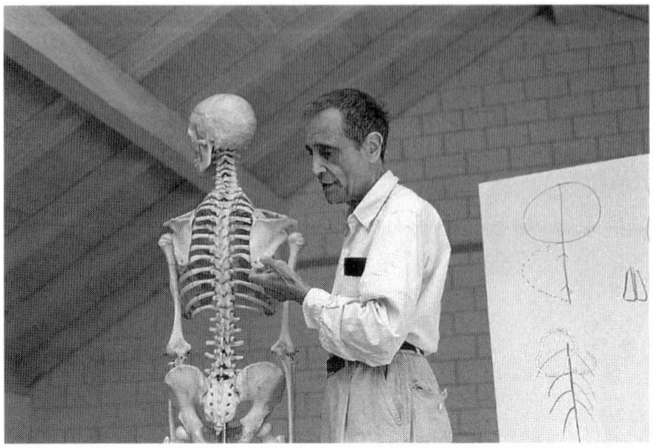

Abb. 30:
«Vielleicht können Sie ein wenig an die Schulterblattwinkel denken, wie sie zu den Sitzhöckern hinunter fließen . . .»

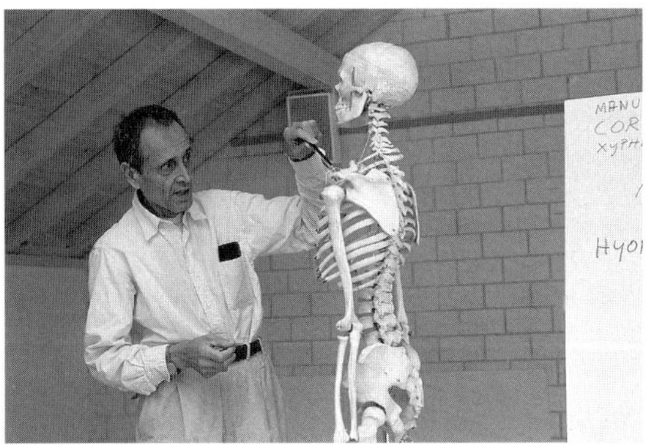

Abb. 31:
«Diese Verbindung nennt man Akromioklavikulargelenk.»

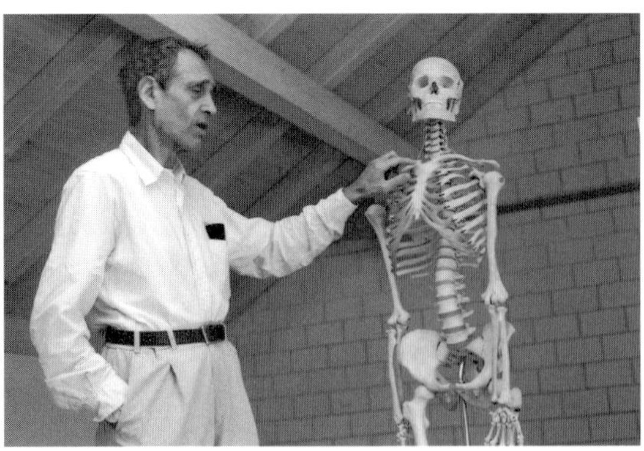

Abb. 32:
«Das Gelenk hier, wo das innere Ende des Schlüsselbeins mit dem Brustbein verbunden ist, nennt man Sternoklavikulargelenk.»

Zwischen beiden Gelenken gibt es einen wichtigen Unterschied. Dieses Sternoklavikulargelenk ist das einzige echte Gelenk, das den Schultergürtel mit den Rumpf verbindet. Das Gelenk zwischen Schlüsselbein und Schulterblatt verbindet nur die Teile des Schultergürtels untereinander. Um es noch einmal zu wiederholen, das Sternoklavikulargelenk ist das einzige echte Gelenk, das den gesamten Schultergürtel mit dem Körper verbindet. Das Schulterblatt im Rücken hat keine Bänder, die es mit dem Rumpf verbinden. Kinästhetisch bedeutet das für uns, dass die Schultern als ihre Basis das obere Ende des Brustbeins haben! Das ist es, was Ihnen den großen Bewegungsumfang der Schultern und der Arme ermöglicht. Nun, viele von uns, unzufrieden mit dem Bauplan der Natur, verwenden diverse Muskeln rund um das Schulterblatt als wären sie Bänder. Das heißt, sie verspannen die Schultern und schränken damit die Bewegungsfreiheit ein. Die Folge können beträchtliche Schulterschmerzen sein.

Als Student habe ich mir mein Schauspielstudium verdient, indem ich als Kellner gearbeitet habe. Wir trugen immer schwere Tabletts, und meine Muskelorganisation war so schlecht, dass ich mich fühlte, als hätte ich einen Dolch in meinem Rücken stecken, so ein scharfer Schmerz war das. Es ist also sehr wichtig, ein solches Muster zu korrigieren, wenn wir es haben.

Im Stehen: Vorstellungsbild «der Arm beginnt am Brustbein»

Arbeiten wir zuerst im Stehen und später im Sitzen. Ich möchte jetzt, dass Sie eine Schulter heben und mit Ihren Fingern das Schlüsselbein bis zum Brustbein abtasten. Stellen Sie sich vor, dass Ihr Arm lang ist. Vom Manubrium aus, dem Schlüsselbein entlang, in den Arm hinein bis zu den Fingerspitzen hinunter. Lassen Sie ihn hängen und schwingen Sie den Arm. Schwingen Sie ihn noch einmal. Gehen wir zur anderen Seite. Lassen Sie ihn hängen und stellen Sie sich den Arm ohne Unterbrechung vor, in einer Linie, vom Brustbein bis zu den Fingern. Schwingen Sie den Arm und lassen Sie ihn von selbst auspendeln. Probieren Sie es noch einmal. Lassen Sie beide Arme hängen und schwingen Sie beide Arme. Jetzt beugen Sie sich bitte zur Seite, lassen Sie die Arme vom Brustbein aus hängen, und lassen Sie auch den Kopf zur Seite neigen. Kommen wir zurück zum aufrechten Stand mit dem Gewicht auf beiden Füßen. Wenn Sie sich so neigen, möchte ich, dass Sie das auf eine bestimmte Art und Weise tun: Sinken Sie nicht in die Seitneigung hinein, sondern formen Sie den längstmöglichen Bogen auf der Außenseite und auf der Innenseite. Anstatt, dass Sie sich hineinsinken lassen, möchte ich, dass Sie erst nach oben gehen und sich dann seitlich über ein imaginäres Fass legen. Ich werde vorbeikommen und Ihnen ein wenig nachhelfen. Hoch und über das Fass. Das Gewicht ruht auf dem Femurkopf auf der Seite, zu der Sie sich neigen. Sie sollten immer die volle Länge des Körpers benutzen.

Im Sitzen: Vorstellungsbild «eine Reise um das Schlüsselbein»

Fahren wir im Sitzen fort, und dann werden wir kurz darauf in die konstruktive Ruhe gehen. Hierfür werden wir etwas üben, für das Sie auf einem Stuhl oder Hocker sitzen müssen. Nehmen Sie sich einen Moment Zeit, Ihr Gewicht auf den Sitzbeinknochen auszubalancieren. Die Unterschenkel sollten senkrecht zum Boden sein. Finden Sie bitte eine Balance, in der sie zulassen können, dass der linke Arm an Ihrer Seite hängen kann. Die Füße sind parallel. Wieder, heben Sie den Arm, den Sie haben hängen lassen, heben Sie ihn nach vorne oben, so dass Sie das Schlüsselbein ertasten können. Vom äußeren Bogen folgen Sie dem Schlüsselbein bis zu seinem Ansatzpunkt am Brustbein. Lassen Sie nun den Arm frei herabhängen und denken an die Verankerung am Brustbein. Stellen Sie sich vor, dass Sie um das äußere Ende des Schlüsselbeines einen Kreis machen. So, als ob Sie unter dem Schlüsselbein hindurch in den Körper hineingingen, auf der Rückseite des Schlüsselbeines wieder nach oben, und auf der Vorderseite nach unten.

Ich zeige das hier an diesem Stift [umschreibt mit seinem rechten Zeigefinger einen Kreis um das äußere Schlüsselbeinende, symbolisiert durch einen Stift, **Abb. 33**]. Dies wäre das Schlüsselbein, Ihr Finger ist hier, ich mache das hier außen in der Luft. Sie stellen sich also vor, dass Sie darunter in den Körper hineingehen, an der Rückseite nach oben, über die Oberseite und dann auf der Vorderseite zurück zum Anfang. Sie sehen, es braucht Ihre Vorstellungskraft, da Sie nicht wirklich in den Körper eindringen können. Auch wenn das einfach zu sein scheint, haben Sie dennoch die Aufgabe vor sich, es zu empfinden und vor Ihrem inneren Auge sehen zu können. Sie stellen sich vor, hinter dem Knochen zu sein. Tun Sie es, so gut Sie können. Ich habe 15 Jahre gebraucht, um dahinter zu kommen.

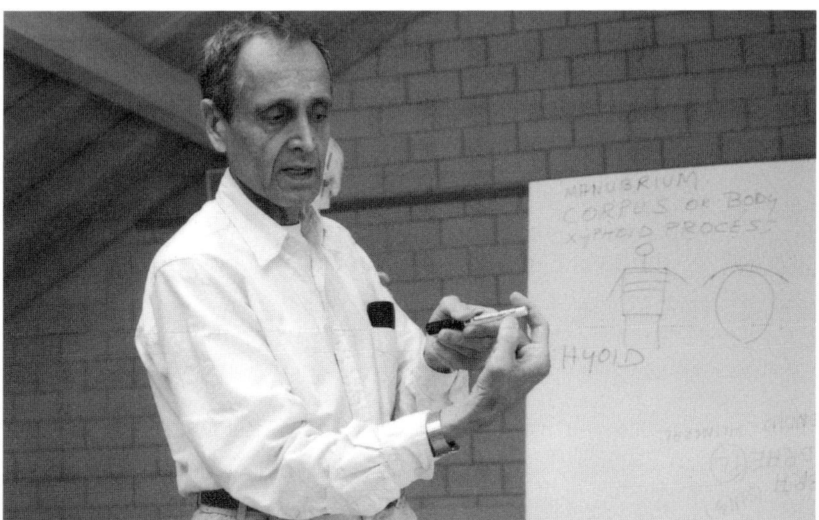

Abb. 33:
«Ich zeige das hier an diesem Stift.»

Es kann psychologischen Widerstand geben, sich im Bereich des Brust- und Schlüsselbeins zu verändern. Wenn man sich in diesem Bereich körperlich öffnet, kann dies eine Öffnung zur Welt bedeuten, was manchmal sehr schmerzhaft und beängstigend sein kann.

Wilhelm Reich, der große Psychoanalytiker, sprach immer von dem Muskelpanzer, dass heißt, dass Menschen, um psychische Schmerzen und Ängste zu vermeiden, sich dagegen schützen, indem sie Muskeln anspannen. Er meinte, dass eine der wichtigsten Stellen, an denen man das tut, hier oben, im oberen Bereich des Brustbeins wäre.

In diesem Zusammenhang möchte ich Sie auf Folgendes hinweisen: Ich erwarte in der kurzen Zeit, die wir gearbeitet haben, keine deutlichen Reaktionen, da Sie ganz einfach mit der Vorstellung noch nicht so geübt sind, um sehr viel Veränderung zu bewirken. Ich erwarte daher jetzt keine extremen Erlebnisse. Wenn Sie allerdings im Gebrauch der Vorstellungsbilder geschickter werden und die Tiefen der Arbeit erfahren, könnten Sie einige sehr intensive Erfahrungen machen. Falls das passieren sollte, ist die beste Art, damit umzugehen, dem Schmerz nicht auszuweichen. Aber muten Sie sich nicht zu viel zu, indem Sie mit dem Vorstellungsbild unbedingt fortfahren. Kommen Sie lieber später wieder zu dem betreffenden Bild zurück. Mit anderen Worten, um etwas Schwieriges zu tun, etwas, was eine enorme Herausforderung bedeutet und eine große Belastung mit sich bringt, tun sie es schrittweise, aber geben sie nicht auf. Auf diese Art werden Sie das Problem bewältigen. Eine gute Übung, die ich Ihnen über die Körperarbeit hinaus vorschlage, besteht darin, dass Sie jeden Tag mindestens eine Sache tun, die Sie schon lange vor sich herschieben, die Sie immer schon tun wollten, die Ihnen aber in gewisser Weise widerstrebt. Gehen Sie jeden Tag eines dieser Dinge an. Das wird in Ihnen einen Elan hervorbringen, der Ihren ganzen Tag produktiver macht.

Kommen wir zum Ablauf zurück. Lassen Sie die Arme an den Seiten hängen. Denken Sie unter den Rand des Schlüsselbeinendes, zur Innenseite des Körpers hin, wandern Sie in Ihrer Vorstellung die Rückseite des Schlüsselbeines hinauf und vervollständigen den Kreis, indem Sie über die Oberseite nach vorne und auf der Vorderseite herunter gehen. Noch einmal, gehen Sie darunter, und in welcher Weise auch immer Sie Ihre Aufmerksamkeit bewegen können, denken Sie oder sehen Sie oder stellen Sie sich vor, oder denk-fühlen Sie die Rückseite des Knochens, den Raum dahinter. Dahinter ist viel Platz! Betrachten Sie den Raum mit Ihrem inneren Auge. Gehen Sie die Rückseite des Schlüsselbeinendes hinauf, über die Oberseite und vorne herunter. Noch einmal. Gehen Sie darunter, hinten hinauf, oben nach vorn und vorne herunter. Stellen Sie sich den Arm als eine Einheit vor, von der Stelle, wo Sie das Schlüsselbein berühren, bis zu den Fingerspitzen. Während Sie sich das vorstellen, schwingen Sie den Arm in einem weiten Bogen und lassen Sie ihn in den Schoß fallen. Lassen Sie den Arm wieder hängen.

Machen Sie noch einen Kreis, die Rückseite hoch, die Oberseite nach vorn und die Vorderseite herunter.

Wieder denken Sie Ihren ganzen Arm entlang von dort, wo Sie ihn berühren, bis zu den Fingerspitzen, schwingen Sie den Arm, so dass er in Ihren Schoß fällt. Kommen wir zum anderen Arm. Fahren Sie das Schlüsselbein entlang bis zur Verbindungsstelle am Brustbein, gehen Sie unten am Rand lang in den Körper hinein, auf der Rückseite nach oben. Versuchen Sie dieses Bild mit dem inneren Auge zu sehen. Denken Sie es, während Sie jetzt auf der Rückseite nach oben gehen, oben ankommen, über die Oberseite nach vorn und die Vorderseite herunter gehen. Lassen Sie von der Stelle, die Sie berühren, bis hinunter zu den Fingerspitzen alles Arm sein, auf der ganzen Länge. Schwingen Sie Ihren Arm in den Schoß. Lassen Sie den Arm wieder hängen. Darunter hindurch, hinten hinauf, nutzen Sie den Raum, und wenn Sie oben herüber gekommen sind, die Vorderseite wieder herunter. Schwingen Sie den Arm und lassen Sie ihn eine Weile im Schoß ruhen.

Vorbereitung für die konstruktive Ruhe «Schulterblätter als kleine Schiffe»

Wir werden in der konstruktiven Ruhe wieder auf den Fluss zurückkommen, aber wir werden damit nur am Rücken arbeiten. Die Schulterblätter werden Barken, kleine Schiffe sein (**Abb. 34**). Sie werden herunter treiben, zuerst zu den Sitzhöckern, dann werden sie zu den unteren Enden der Oberschenkelknochen treiben, und schließlich werden sie eine dritte Reise unternehmen, dieses Mal zu den Fersen. Ich möchte das Bild dynamisch gestalten. Dies ist der Aufbau, mit dem ich es Ihnen vermitteln werde. Während die Schulterblätter zu den Sitzhöckern treiben, warten diese nicht passiv auf ihre Ankunft, sondern die Sitzhöcker werden sich von den Schulterblättern fortbewegen, auf die Fersen zu und darüber hinaus. Daher werden die Schulterblätter die Sitzhöcker nie einholen.

Erinnern Sie sich, was ich Ihnen am ersten Tag des Workshops gesagt habe? Es ist nicht gut, zu glauben, man hätte sein Ziel erreicht, man sollte ihm immer näher kommen. Ich sage meinen Studenten an der NYU bei der Abschlussfeier: «Glauben Sie bitte nicht, dass Ihre Ausbildung abgeschlossen wäre.» Ich sage ihnen, dass es der Beginn, nicht das Ende ihrer Ausbildung ist. Wenn Sie es richtig anstellen, werden Sie noch viel mehr lernen, nachdem Sie von hier fortgegangen sind, als Sie hier gelernt haben; so hoffe ich.

Um fortzufahren: es wird genau so sein, wenn wir zu den unteren Enden der Oberschenkelknochen heruntergehen, sie werden sich verlängern, während die Schulterblätter auf sie zukommen; und dasselbe wird mit den Fersen geschehen. Die Fersen werden sich von den herankommenden Schulterblättern weg verlängern. Ganz allgemein möchte ich, dass Sie sich die Ferse immer so vorstellen, als ob sie sich vom Ende der Unterschenkelknochen weg bewegt. Die Ferse ist wie eine Fortsetzung der Wirbelsäulenverlängerung. Streichen Sie sanft an der Rückseite bis zu der Ferse hinunter, damit Sie ein Gefühl dafür bekommen, worüber ich rede.

Anders ausgedrückt, wenn Sie stehen, sollte das Gewicht zum Fersenbein heruntergehen, das hilft Ihnen, sich zu verwurzeln. Stellen Sie sich vor, dass ein Gummiband die Ferse und den Boden verbindet. Wenn Sie den Fuß heben um einen Schritt zu tun, zieht das Gummi die Ferse nach unten und hilft ihr, sich zu verlängern. Gehen Sie ein paar Schritte, damit Sie das entdecken können. Sie können sich auch vorstellen, dass die Ferse sehr schwer ist. Das sollte jedoch die Bewegung in den Fußgelenken nicht beeinträchtigen.

Teilnehmer: Dann wird man eher die Ferse zuerst aufsetzen.

Ja, sicher, die Ferse kommt zuerst. Die Beugung im Fußgelenk wird sehr deutlich sein. In Ordnung. Suchen Sie sich einen Partner und gehen Sie in die konstruktive Ruhe.

Ich sage Ihnen zunächst, was ich tun möchte. Ich möchte das Bild, in dem der Fluss an der Vorderseite nach oben fließt, wieder aufnehmen. Es gibt noch etwas, was ich Ihnen schon früher sagen wollte und mir notiert habe, aber bisher noch nicht erwähnt habe. Bei der Anwendung der Bilder und Abläufe gehe ich hier die meiste Zeit sehr langsam vor. Das heißt aber nicht, dass Sie unbedingt langsam geübt werden müssen. Sie können mit der Dynamik, der Geschwindigkeit und der Dauer all dessen, was wir hier tun, experimentieren. Tatsächlich sollten Sie es sogar.

Ich erinnere mich an Situationen, als Barbara Clark mit mir gearbeitet hat und dabei das Bild der herabfallenden Dornfortsätze benutzt hat. Häufig gab sie mir auf jeden Dornfortsatz Berührungshilfe und der ganze Vorgang hat so zwischen 20 Minuten und einer halben Stunde gedauert. Manchmal aber hat sie direkt einen nach dem anderen berührt und hat nicht mehr als eine Minute für den ganzen Ablauf gebraucht. Beide Vorgehensweisen haben ihre Vorteile. Zumeist kann man sagen: Wenn man schnell vorgeht, verlangt das, dass man schnell «in das Bild hineinkommt». Wenn man langsam vorgeht, hilft es, mehr in die Tiefe zu gehen, obwohl auch das so nicht immer stimmt. Manchmal bringt einen das schnelle Vorgehen tiefer, als wenn man langsam vorgeht. Um ein anderes Beispiel zu nehmen: In den Kampfkünsten praktiziert man Tai Chi meist sehr langsam, aber ich habe einen koreanischen Mönch gesehen, der die ganze Tai-Chi-Form, für die man etwa 20 Minuten braucht, in einer knappen Minute durchgegangen ist. Es war so schnell, dass ich die Bewegungen nicht sehen konnte. Ich erzähle das, damit Sie nicht darin stecken bleiben, alles auf nur eine Art und Weise zu tun.

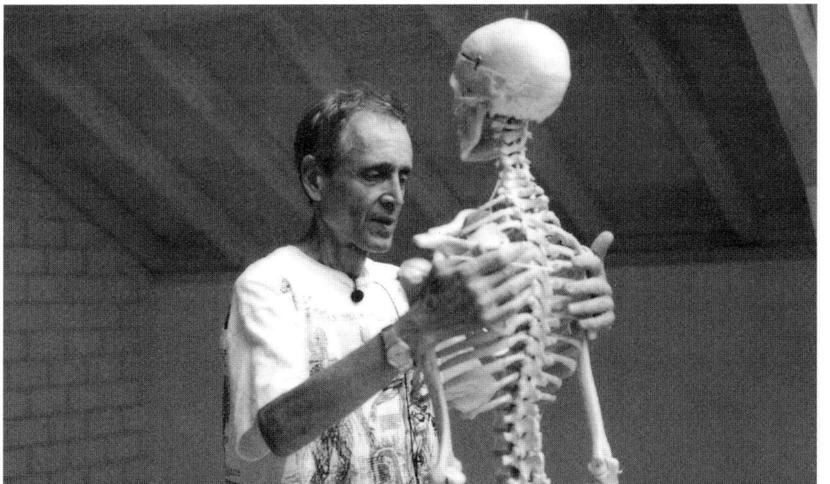

Abb. 34:
«Die Schulterblätter werden kleine Schiffe sein. Sie werden heruntertreiben . . .»

In der konstruktiven Ruhe: «Schulterblätter schwimmen als Schiffchen auf einem Fluss»

Wir werden jetzt die Vorstellungsbild von dem Fluss, der u.a. über Ihre Rückseite nach unten fließt, noch einmal kurz üben. Dieses Bild liefert den Rahmen, innerhalb dessen die kleinen Schiffe den Rücken hinunterschwimmen.

Beginnen Sie damit, den Fluss auf der Vorderseite der Wirbelsäule hinauf und auf der Rückseite hinunterfließen zu lassen. Die erste Stelle, die Sie berühren werden, befindet sich zwischen dem Schambein und dem Nabel. Denken Sie daran, dass der Fluss kontinuierlich fließt. Auf der Höhe, in der Sie berührt werden, machen Sie sich die Wirbelsäule bewusst. Die Berührungshilfe erfolgt als Nächstes in Nabelhöhe. Dann zwischen dem Nabel und dem Schwertfortsatz des Brustbeins (Processus xiphoideus). Lassen Sie den Fluss so wirklich wie möglich werden. Gehen Sie zum Schwertfortsatz selbst. Fühlen Sie die Temperatur des Wassers. Dann berühren Sie die Mitte des Brustbeins. Nun gehen Sie zum oberen Ende des Brustbeins. Während Sie das obere Ende des Brustbeins berühren, gleiten Sie mit den Fingern unter den Hals bis Sie zum Halsansatz kommen. Nehmen Sie Kontakt mit dem Dornfortsatz des 7. Halswirbels auf. Dieser ist gut erkennbar, da er zumeist deutlich hervorsteht. Und so lassen wir jetzt den Fluss von dieser Stelle an die Rückseite der Wirbelsäule hinunterfließen, so dass die Dornfortsätze wie eine Dominosteinreihe hinunterpurzeln.
Jetzt sind wir so weit, die Schulterblätter als kleine Schiffe auf diesem Fluss zu sehen. Um dafür die Berührungshilfe zu geben, müssen wir die Arme unseres Partners auf der Brust übereinander legen, damit wir an die Schulterblätter gelangen können. Legen Sie jetzt die Hände auf Schulterhöhe auf die Schulterblätter, so weit wie das möglich ist, ohne Ihren Partner zu stören, und gleiten Sie mit den Händen nach unten bis ganz zu den Sitzhöckern. Dort bleiben Sie eine Weile. Während die Schulterblätter zu den Sitzknochen herunterkommen, verlängern sich die Sitzhöcker fort von den ihnen nach gleitenden Schulterblättern. Das ist ein sehr dynamisches Bild, mit dem man monatelang arbeiten und eine Menge entdecken kann. Wir bleiben hier und Sie können das Bild immer wiederholen. Sie gelangen niemals zu einem Abschluss, wiederholen Sie es einfach

immer wieder. Die Sitzhöcker und die Schulterblätter wandern hinaus ins Unendliche.
Gehen wir jetzt auf eine längere Reise, zumindest ist das unsere Absicht, denn alle diese Reisen sind lang. Das unmittelbare Ziel ändert sich, zum Beispiel haben wir jetzt im Auge, dass die Schulterblätter als Schiffe auf dem Fluss herunter treiben zu den hinteren unteren Enden der Oberschenkelknochen.

Gewöhnlich gebe ich zwei- bis dreimal die bewegte Berührungshilfe und halte dann die stationäre Berührungshilfe, in diesem Fall an den unteren Enden der Oberschenkelknochen, direkt in der Falte der Kniebeuge (**Abb. 35**). Wieder sind die Schulterblätter Schiffe, die zu den unteren Enden der Oberschenkelknochen heruntertreiben, die sich ihrerseits von den herankommenden Schulterblättern wegbewegen. Ich überlasse es Ihnen, ob Sie das Bild wiederholen möchten.

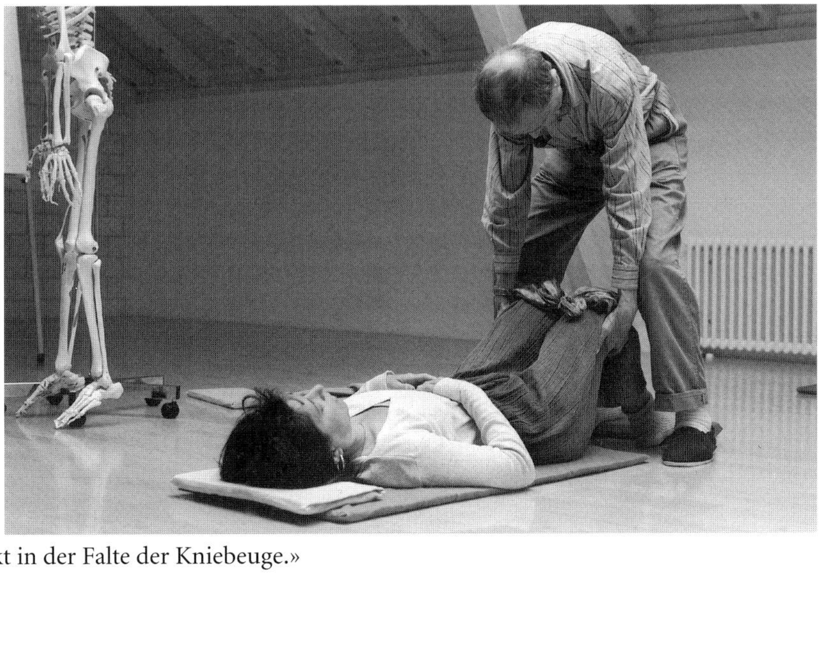

Abb. 35:
«. . . direkt in der Falte der Kniebeuge.»

So, gehen wir jetzt die dritte Reise durch. Die Schulterblätter werden zu den Fersen hinuntertreiben. Sie kommen an den Sitzhöckern und den unteren Enden der Oberschenkelknochen vorbei, aber ihr Ziel sind die Fersen. Sie kommen an den Fersen nie an, weil die sich von ihnen wegbewegen. Die Partner legen die Hände um die Fersenbeine, um den Liegenden folgende Vorstellung zu erleichtern: Kontinuierlich bewegen sich die Fersen von den Schulterblättern weg, diese folgen den Fersen, erreichen sie aber niemals. Lassen Sie jetzt die Berührungshilfe und warten eine Weile. Lösen Sie nun die Bänder. Nehmen Sie die Arme längs neben den Körper nach unten, rollen Sie sich auf eine Seite und kommen Sie dann auf Hände und Knie. Setzen Sie sich aufrecht auf die Fersen. Beugen Sie sich in der Leistenbeuge nach vorn bis auf die Oberschenkel. Die Stirn ruht auf dem Boden während die Arme an den Seiten auf dem Boden ruhen, die Handflächen nach oben. Lassen Sie die Schulterblätter den Fluss hinunter treiben.

Wenn Sie in diese Vorstellung hineingekommen sind, richten Sie sich langsam wieder auf, bis Sie auf den Fersen sitzen. Sie sollten sich beim Hochkommen nicht in den Schultern anstrengen. Lassen wir nun die Schulterblätter den Rücken hinuntertreiben, während Sie sich auf die Knie stellen, und stellen Sie dann ein Bein vor sich auf (**Abb. 36**). Übrigens, hierbei kann es von Vorteil sein, jedes Mal ein anderes Bein aufzustellen, um beide Körperhälften zu entwickeln. Jetzt werde ich Ihnen erst das weitere Vorgehen zeigen, und Sie können sich dann weiterbewegen, wenn Sie so weit sind.

Zuerst lassen Sie den Sitzhöcker des aufgestellten Beins ein wenig sinken. Normalerweise ziehen wir die Hüfte hoch, aber das Becken sollte horizontal sein. Wenn Sie mit einer einzigen Bewegung zum Stehen kommen, werden Sie Ihr Gewicht auf das vordere, aufgestellte Bein verlagern (**Abb. 37**). Wenn Sie dabei gleichzeitig vom Boden in das Hüftgelenk drücken, stellen Sie sich wieder vor, dass die Schulterblätter zu den Fersen hinuntertreiben. Sie brauchen sich das Bild nicht vorzustellen, während Sie die Bewegung ausführen, sondern Sie sollten es vorher tun, wenn Sie sich vorbereiten. Wenn Sie sich in die Vorstellung hineingefühlt haben, können Sie einfach in dem Erleben sein und die Bewegung machen. Das ist wichtig beim Gebrauch der Bilder in der Bewegung. Es ist so, wie bei der Programmierung eines Computers. Programmieren sie einen Computer nicht, wenn er gerade in Gebrauch ist. Programmieren

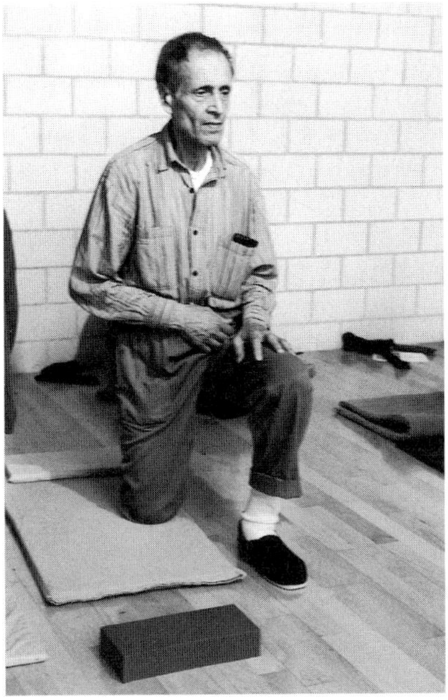

Abb. 36:
«Stellen Sie dann ein Bein vor sich auf.»

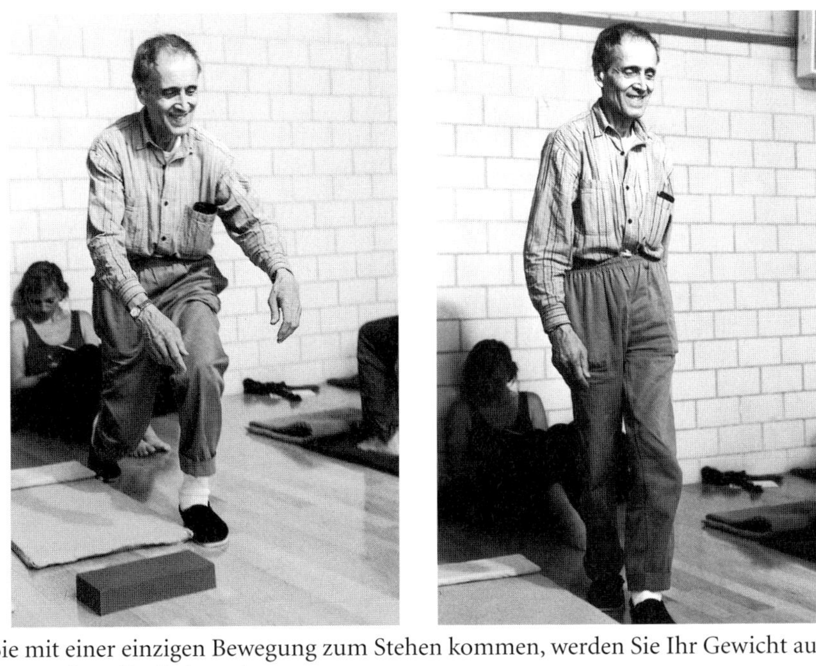

Abb. 37:
«Wenn Sie mit einer einzigen Bewegung zum Stehen kommen, werden Sie Ihr Gewicht auf das vordere, aufgestellte Bein verlagern.»

Sie ihn vorher. So kann man vorgehen, denn sehen Sie, wenn man sich zu sehr auf das Bild konzentriert, kann das die Bewegung beeinträchtigen.

Nehmen Sie sich jetzt Zeit, sich vorzubereiten und führen Sie die Bewegung erst aus, wenn Sie merken, dass Sie bereit sind. Finden Sie Ihre Balance auf den Oberschenkelknochen. Wippen Sie auf den Oberschenkelknochen. Helfen Sie jetzt ihren Partnern in die konstruktive Ruhelage, und dann werden wir mit ihnen arbeiten.

Diejenigen, die eben Berührungshilfe gegeben haben, begeben sich nun bitte in die konstruktive Ruhelage, und wir tauschen die Rollen. Wir beginnen mit der Vorstellung eines Flusses. Die, die Berührungshilfe geben, berühren die Stelle zwischen dem Schambein und dem Nabel.

Stellen Sie sich den Fluss vor und spüren Sie ihn. Erleben Sie, wie warm oder kalt das Wasser ist, wie schnell es fließt, welche Farbe es hat, und alle Eigenschaften, die sie erfahren wollen. Dann gehen Sie mit der Berührungshilfe zum Nabel. Legen Sie nun Ihre Hand zwischen Nabel und Schwertfortsatz. Als Nächstes auf den Schwertfortsatz selbst. Kommen wir dann zur Mitte des Brustbeins. Dann hinauf zum Manubrium oben am Brustbein. Während Sie das obere Ende des Brustbeins berühren, berühren Sie gleichzeitig den langen Dornfortsatz am Halsansatz. Wenn Sie mit den Fingern hinten am Nacken hinuntergleiten, können Sie ihn deutlich spüren. Wir werden uns jetzt mit dem Fluss verbinden, der den Rücken hinunterfließt. Wir stellen uns die Schulterblätter als kleine Schiffe vor, die zu den Sitzhöckern hinuntertreiben. Sie werden die Berührungshilfen geben, indem Sie die Hände unter die Schulterblätter bringen und die Hände dann bis ganz nach unten zu den Sitzhöckern hinuntergleiten lassen. Tun Sie das zwei- oder dreimal und helfen Sie dann mit Ihrer Berührung stationär an den Sitzhöckern.
Gehen wir jetzt auf die zweite Reise. Sie geht hinunter zu den unteren Enden der Oberschenkelknochen. Gleiten Sie also mit Ihren Händen zwei- oder dreimal den Rücken hinunter bis zu den unteren Enden der Oberschenkelknochen. Jetzt werden wir die letzte Reise bis zu den Fersen unternehmen. Auch hier beginnen Sie wieder in Höhe der Schultern auf dem Rücken, so weit Sie unter den Schulterblätter

berühren können, und gleiten Sie mit den Händen zwei- oder dreimal zu den Fersen hinunter. Bleiben Sie dann mit der Berührungshilfe hinten an den Fersen, wo sie den Boden berühren. Lösen Sie dann die Berührung und warten Sie eine Weile. Entfernen Sie die Bänder an den Beinen. Legen Sie Ihre Arme nach unten und rollen Sie über die Seite auf die Hände und Knie, setzen Sie sich auf die Fersen. Spüren Sie jetzt in die Leistenbeugen und beugen Sie sich mit dem Körper auf die Oberschenkel nach vorn. Beobachten Sie in dieser Lage den Fluss. Helfen Sie Ihren Partnern, indem Sie sie auf dem Rücken berühren. Sobald Sie sich in die Vorstellung der Schulterblätter als Barken hineingefühlt haben, richten Sie sich auf. Denken Sie wieder daran, wie die Barken den Fluss hinunter gleiten, und wenn Sie das spüren, kommen Sie hoch auf Ihre Knie. Stellen Sie ein Bein auf und spüren Sie dann, wie die Barken zu den Fersen schwimmen.

Wenn Sie sich in das Bild hineingefühlt haben, führen Sie den Bewegungsablauf aus, bei dem Sie Ihr Gewicht oben auf das vordere Bein verlagern, drücken Sie vom Boden aus in die Hüftgelenkspfannen, um aufzustehen. Sie bewegen sich, sobald Sie bereit sind. Zunächst wippen Sie ein bisschen oben auf den Oberschenkelknochen.

Wir hatten einen ergiebigen Vormittag und werden nach der Mittagspause wieder zusammenkommen.

Zug- und Druckkräfte in der Aufrichtung

Kommen wir noch einmal zu der Einteilung in Zug- und Druckkräfte zurück, also Gewicht, das entweder ruht oder hängt. Wenn Sie sich erinnern, haben wir gestern gesehen, dass die tragenden Teile des Körpers, also die, auf denen Gewicht ruhen kann, die Knochen sind. Die als Zugglieder geeigneten Teile sind die Muskeln.

Wir kommen jetzt zu einer der wichtigsten und neuen Ideen von Todd. Sie hat sich angesehen, wie der Körper konstruiert ist und war der Auffassung, dass wir im hinteren Teil des Körpers die Wirbelsäule als Druckglied haben. Das heißt, dass das Gewicht über die Wirbelsäule nach unten abgeleitet wird. Oder dass die Knochen der Wirbelsäule dem Zug der Schwerkraft entgegenwirken. Ich drücke das auf mehrere Arten aus, weil mir daran gelegen ist, Sie mit dem Thema auf verschiedene Art vertraut zu machen. In der Alltagssprache würden wir sagen, wir lassen die Wirbelsäule dort hinten das Gewicht tragen. Wir brauchen keine Unterstützung durch die Rückenmuskeln, um das Gewicht nach oben zu ziehen. Das brauchen wir nicht. Wie bei einem Stapel aus Bausteinen – die brauchen wir nicht hochzuziehen. Sie ruhen aufeinander.

Wenn man sich allerdings den vorderen Teil des Körpers anschaut, dann gibt es vorne keine Wirbelsäule, die uns unterstützt. Sie sehen, das Brustbein endet am Schwertfortsatz. Wenn es bis ganz zum Schambein hinunterginge, so wie die Wirbelsäule bis zum Kreuzbein hinten am Becken geht, dann würde es Gewicht ableiten, dann hätten wir eine zweifache Wirbelsäule, aber wir wären unbeweglicher. Wir würden einer Schildkröte ähneln. Daher dachte Todd, dass wir an der Vorderseite den Zug der Muskeln am meisten benötigen. Die Muskeln im Rücken sind vor allem dazu da, die Wirbelsäule zu längen, nicht, sie hinaufzuziehen, sondern sie nach unten zu dehnen, sie nach unten zu verlängern.

Nehmen wir die Mittelachse aus der Abbildung mit den vier Körperhaltungen, also die Achse der Schwerkraft. Nehmen wir die heraus und zeichnen sie hierher. Nennen wir sie Schwerkraftlinie. Todd hat die Druckkräfte, die durch die Wirbelsäule gehen, in einer weiteren Achse zusammengefasst, die sich hinter der Schwerkraftlinie, bzw. Mittelachse befindet. Wenn wir noch einmal die Zeichnung anschauen, haben wir hier die Mittelachse, dahinter die Druckachse. Die Druckachse stellt die gesammelten Druckkräfte dar, die durch die Wirbelsäule gehen, daher sind Druckachse und Wirbelsäulenachse identisch. Todd hat auch die Zugkräfte, die den Körper auf der Vorderseite nach oben ziehen, in einer Achse zusammengefasst (**Abb. 38**) Sie hat gemeint, dass diese sich alle in der Körpervorderseite befinden, bis hin zur Frontalebene, die durch die Mittelachse geht. Lassen Sie mich erklären, was das ist. Sie können sich eine Ebene wie ein großes Blatt Papier vorstellen.

Wenn Sie dieses Blatt Papier von einer Seite zur anderen quer durch den Körper schieben, durch die Mittelachse, oder Schwerkraftlinie, teilen Sie den Körper in eine vordere und eine hintere Hälfte. Das nennt man die mittlere Frontalebene. Todd meinte, es wären all die Muskeln der vorderen Körperhälfte bis zur mittleren Frontalebene, also diese Ebene, die quer durch den Körper geht. Sie hat das zu einer Achse abstrahiert und sie die Zugachse genannt. Die beiden Achsen wirken in entgegengesetzte Richtungen. Die Druckachse geht nach unten. Erinnern Sie sich daran, als wir auf den Händen gesessen haben. Setzen Sie sich auf die Hände. Das Gewicht, die Kraft, die Sie fühlen, das ist es, was durch die Druckachse ausgedrückt wird. Die beiden Kräfte, Druckkräfte und Zugkräfte, sollten in entgegengesetzte Richtungen gehen. Das ist das Gleichgewicht, das ein Zweibeiner aufrechterhalten muss, um nicht in die eine oder andere Richtung umzufallen. Die Kräfte auf Vorder- und Rückseite müssen im Gleichgewicht sein.

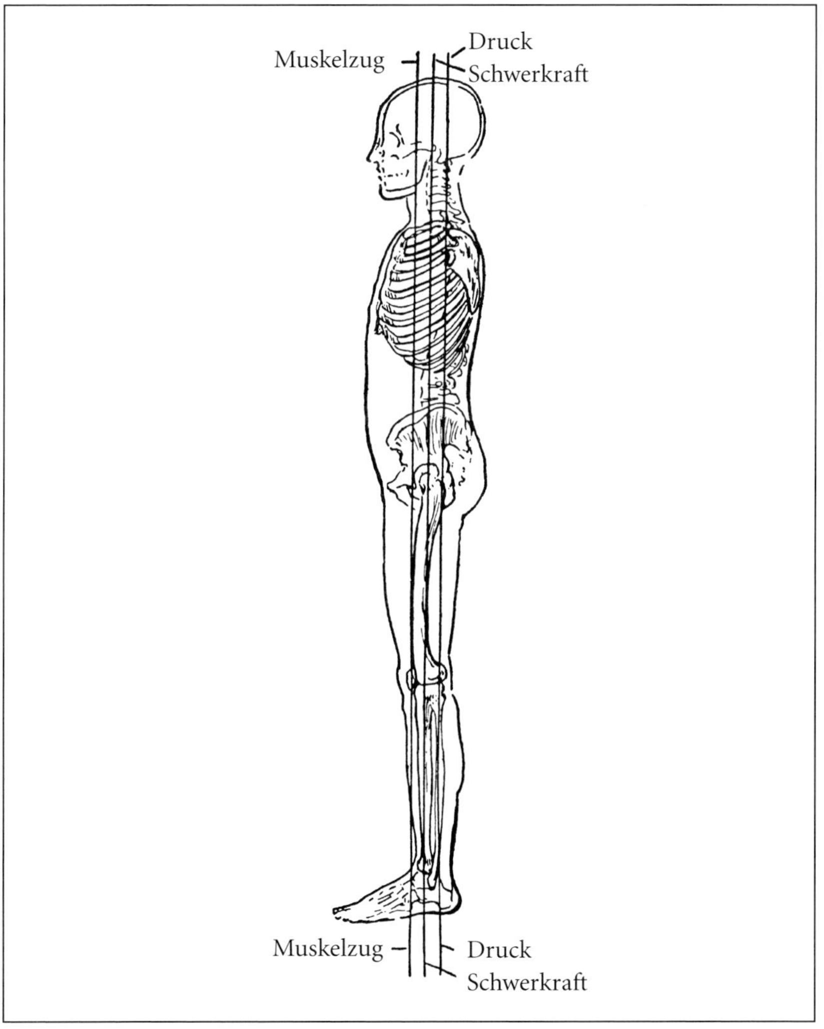

Abb. 38:
Achsen der auf den Körper einwirkenden Kräfte: (muskuläre) Zugkraft, Schwerkraft und Druck (aus Todd: Der Körper denkt mit. Verlag Hans Huber, Bern 2001, S. 169).

Ich möchte Ihnen jetzt etwas zeigen, was Todd gesagt hat. Sie brauchen nicht nur keine Zugkräfte hier hinten als Stütze, da Sie dort die Druckglieder als Stütze haben, sondern, wenn Sie hier hinten Zugkräfte hinzufügen, bringen Sie die Last ins Wanken, wie Todd es ausgedrückt hat – also das Gewicht, das durch jeden einzelnen Wirbel nach unten, durch das Becken auf die Beine geht, wenn wir stehen, und auf die Sitzknochen, wenn wir sitzen. Man bringt das Gleichgewicht durcheinander und schafft jede Menge schwieriger Probleme. Sie sehen diesen Ständer mit dem Skelett, eine Druckglieder-Konstruktion.

Wenn ich hergehe und dort Zugkräfte als Unterstützung ansetze, hier hinten, und in guter Absicht, was bewirke ich damit? Ich bringe es durcheinander, es wird umfallen. Das ist der Grund, warum Todd dies aufgenommen und durchdacht hat und das Problem mit dieser einfachen Vorstellung, in der man vor der Wirbelsäule nach oben und hinter ihr nach unten denkt, gelöst hat. Das haben wir mit dem Bild des Flusses getan. Es ist wie ein großes Rad, das sich vorne nach oben und hinten nach unten dreht. Heben Sie also Ihren Arm, indem Sie an der Vorderseite hochziehen und am Rücken hinunter entspannen.

Um Ihnen ein Beispiel von diesem Gleichgewicht, von Kräften, die an der Vorderseite hinauf und an der Rückseite hinab gehen, zu nennen: Wenn Sie nach oben langen, je höher Sie hinauf greifen, umso mehr müssen Sie das Steißbeinende nach unten hin verlängern. Sie sollten bei dieser Bewegung nicht ihren Rücken nach oben ziehen. Lassen Sie die Wirbelsäule länger werden, auch nach unten hin. Eine andere Möglichkeit, dafür ein Gespür zu bekommen, haben Sie, wenn Sie Gewichte anheben. Ich werde das Skelett hier hochheben und während ich es aufnehme, möchte ich nicht spüren, dass ich das Gewicht in meinem Rücken trage. Wenn ich das spüre, werde ich es nicht hochheben. Ich will es erst einmal ausprobieren. Ich hebe es an, und lasse die Last aus meinem Rücken; wenn überhaupt, ziehen die Rückenmuskeln nach unten. Wie also mache ich das?

Ich verwende das Bild. Ich wende die Prinzipien aus der Definition des idealen Haltungsmusters an: die Last ist so nahe an der Mittelachse und der Schwerpunkt so tief, wie es die Struktur erlaubt. Eine Möglichkeit, das zu tun, besteht darin, sich vorzustellen, dass das Becken auf den oberen Enden der Oberschenkelknochen ruht. Ich bringe meine Körperachse so nahe an die Last heran, wie ich kann. Ohne dass wir auf die damit verbundene komplizierte Mechanik eingehen wollen: Je näher sich das Gewicht am Unterstützungspunkt befindet, umso weniger Last erzeugt es. Wenn man das Gewicht weiter vom Mittelpunkt entfernt, erzeugt es eine größere Kraft. Wenn ich hier so weit weg stehe und das Gewicht zu heben versuche, ist die Kraft so groß, dass es sehr schwer ist, das Skelett zu heben. Wenn ich nahe herangehe, ist es viel einfacher, da wird weniger Kraft erzeugt. Das ist der Grund, warum das Körpergewicht, die Skelettlast, so nahe an der Mittelachse sein sollte, wie es die Struktur erlaubt.

Das Heben von Lasten

Stehen wir auf und üben wir ein wenig das Heben von Lasten. Nachdem ich mich mit meinem Körpergewicht befasst habe, indem ich in meiner Vorstellung das Becken oben auf den Oberschenkelknochen habe ruhen lassen, füge ich nun die Last hinzu, die ich heben will und lasse sie ebenfalls oben auf den Oberschenkelknochen ruhen. Das ermöglicht es mir, die Last zu heben, ohne die Dornfortsätze nach oben zu ziehen. Denken Sie daran, dass wir die Dornfortsätze nach unten fallen lassen, wenn wir die Last heben. Wir sollten sie nicht hochziehen, während wir die Last heben. Wenn Sie einen niedrigen Gegenstand haben, und sich bücken müssen, um ihn hochzuheben, ist es besser, sich nicht das Kreuz zu brechen, indem man sich so vornüberbeugt, sondern man sollte beim Heben von Lasten die Wirbelsäule als Ganzes benutzen. Daher beugen Sie am besten die Knie und drücken dann vom Boden in die Hüftgelenke und heben damit die Last. Wenn sich die Wirbelsäule überhaupt beugt, dann aus den Leisten heraus, aber die Wirbelsäule selbst sollte gerade und möglichst lang bleiben.

Üben wir jetzt, Gegenstände zu heben; denken Sie dabei an die genannten Prinzipien. Denken Sie daran, die Last nicht in den Rücken oder den Nacken zu nehmen. Denken Sie auch an das Verhältnis der Knie zum zweiten Zeh. Sehen Sie, wie einfach das geht?

Ich möchte Ihnen noch eine andere Variante des «vorn nach oben und hinten nach unten» zeigen. Sie stellen sich vor, dass Sie eine Marionette sind, die an der Hand eines Puppenspielers hängt. Der Faden kommt herunter und ist am Manubrium, dem oberen Ende des Brustbeins, festgemacht. Sie sind daran aufgehängt. Das ist ein sehr raffiniertes Bild. Es ist hervorragend dazu geeignet, Sie auf die Probe zu stellen, sich von der Stelle aus auszubalancieren. Das ist die Zugkraft. Die Druckkraft ist an der Rückseite, dort haben Sie ein schweres Gewicht am Steißbein hängen. Sie haben also zwei Kräfte, eine zieht Sie nach unten und die andere nach oben.

Geben wir uns jetzt gegenseitig Berührungshilfe, jeder nur für eine Minute. Berühren Sie an die Vorder- und Rückseite einen Moment, hier, ein wenig unterhalb der Schultern, gehen Sie dann für einen Moment zum Steißbein mit der einen und zum oberen Ende des Brustbeins mit der anderen Hand. Sie müssen beachten, dass ein Abstand zwischen der Zugachse und der Druckachse ist. Sie befinden sich nicht in derselben Ebene. Die Druckachse ist immer hinter der Zugachse. Das «vorne nach oben» befindet sich immer vor der Druckachse. Der Abstand sollte nicht zu groß sein, aber es sollte ein Abstand da sein, ein Bewusstsein für die Tatsache, dass sie in verschiedenen Ebenen sind. Arbeiten Sie jetzt mit Ihren Partnern. Nun tauschen Sie die Rollen und lassen Sie Ihren Partner das erleben.

Gut, arbeiten wir in der Gruppe. Nehmen wir einmal an, dass das Gewicht hinten am Steißbein größer ist und der Puppenspieler der Bewegung folgt. Der Puppenspieler gibt Ihnen Orientierung nach oben, aber er übt nicht genug Kraft aus, um der Kraft des Gewichts am Steißbein entgegenzuwirken. Folglich gehen Sie in die Knie, ins Plié. Der Puppenspieler hört die ganze Zeit nicht auf, zu ziehen, er zieht nur nicht genug, um Sie in den aufrechten Stand zu ziehen. Jetzt verstärkt der Puppenspieler seinen Zug und zieht Sie hoch. Genau, wie der Puppenspieler nie aufgehört hat, Sie hoch zu ziehen, hört das schwere Gewicht nie auf, Sie nach unten zu ziehen.

Mit anderen Worten, wenn Sie das üben, müssen Sie denken, oder fühlen, oder verstehen, erleben oder sich bewusst sein, dass es die beiden Kräfte immer da sind. Eine Kraft zieht Sie nach oben, die andere nach unten. Das ist eines der Dinge, die ich an dieser Arbeit so anziehend fand, als ich ihr zum ersten Mal begegnet bin. Also, denken Sie daran, dass wir beide Kräfte brauchen, uns mit beiden beschäftigen müssen, um die Dinge im Gleichgewicht zu halten. Verlieren Sie nie den Kontakt mit dem Boden und streben Sie zur vollen Länge, die Sie erreichen können.

Zu den Füßen

Ich möchte Ihnen noch etwas zeigen. Jemand hat wegen Einlagen gefragt. Im Allgemeinen halte ich nicht viel von Einlagen. Ich will das nicht so absolut sagen; es gibt Situationen, in denen Leute Einlagen brauchen, aber im Allgemeinen nicht. Der Fuß ist sehr kompliziert. Ich brauche etwa sechs Wochen, um ihn durchzunehmen. Lassen Sie mich daher nur ein paar grundlegende Dinge benennen, als Erstes das Fußgewölbe. Das Gewölbe, um das wir so besorgt sind, ist das Längsgewölbe auf der Innenseite. Das ist diese Wölbung hier. Erinnern Sie sich, dass es das absolute ideale Haltungsmuster nicht gibt. Das ist so, weil wir alle in unserem jeweiligen Haltungsmuster, das alle Aspekte des Körpers einschließt, einzigartig sind. Wenn wir das in Betracht ziehen, haben wir alle ein individuelles Fußgewölbe. Einige sind höher, andere sind flacher. Es gibt keinen Hinweis darauf, dass ein flacheres Gewölbe weniger wirksam ist als ein höheres, sofern das flache Gewölbe nicht aus einer Auswärtsdrehung des Fußes (Pronation) resultiert. Pronation ist sehr schädlich und man kann sich viel Schaden zufügen, wenn man den Fuß ständig auswärts dreht.

> *Teilnehmer:* Kinder machen das sehr häufig, und es scheint erhalten zu bleiben. Wie kann man das ändern?

Sie können einiges von dem tun, was ich Ihnen zeigen werde, aber gehen Sie sicher, dass sie das nicht verwechseln mit dem, was Kinder häufiger tun, nämlich das [demonstriert eine Bewegung]. Im Tanz nennen wir das «sicheln», das Gewicht auf die Außenkante des Fußes zu verlagern. Das ist in Ordnung und eine der Möglichkeiten, mit denen das Kind das Gewölbe aufbaut. Es gibt Volksgruppen in Afrika, die ganze Tänze haben, die auf der Außenkante getanzt werden. Im westlichen Tanz erlauben wir das nicht, aber das ist einfach eine Frage unterschiedlicher ästhetischer Auffassungen.

Ich möchte Ihnen diese Abbildung zeigen, die Sie schon einmal gesehen haben (Abb. 22, S. 83). Was Sie sich bewusst machen und spüren sollten – und wir haben das schon ein wenig getan, als ich Sie gebeten habe, den Fuß anzuwinkeln – ist dieser Dreifuß, auf dem Sie stehen. Das Gewicht ist auf der Ferse, auf dem Fußballen des großen Zehs und zwischen den beiden Ballen des kleinen und vorletzten Zehs. Sie brauchen ein Minimum von Gefühl für das Gleichgewicht auf dem Dreifuß. Denn ein Dreifuß ist nicht so standfest wie eine Struktur mit vier Beinen. Sie müssen daher nach einem ausgewogeneren Gleichgewicht streben.

Dann möchte ich Ihnen das Prinzip eines Gewölbebogens zeigen. Einige von Ihnen wissen, was ein Schlussstein ist und einige nicht. Sie erinnern sich, dass ich Ihnen schon von dem Bodenwiderstand erzählt habe. Nehmen wir einen Gewölbebogen, einen einfachen Rundbogen, wie in den Zeiten, als man noch gehauene Steine zum Bauen nahm. Sie sehen hier die Lastenverteilung, die durch den Bogen über die Fundamente hier in die Erde geht. Der Bodenwiderstand drückt nach oben. Wir verwenden das Bild, dass die Erde nach oben drückt, aber das tut sie tatsächlich. Das ist Teil der Newton'schen Physik. In jeder Konstruktion innerhalb des Schwerkraftfeldes der Erde drückt das Gewicht nach unten auf die Erde, und die Erde drückt zurück nach oben mit der gleichen, aber entgegengesetzt gerichteten Kraft. Architekten müssen daher sich sowohl des Drucks in Richtung Erde als auch des Gegendrucks von der Erde bewusst sein.

Nun zum Schlussstein. Wenn das Gewicht durch den Bogen und die Säulen nach unten geht, geht der Druck der Erde nach oben in die entgegengesetzte Richtung. Die Mitte des Bogens, wo sich die entgegengesetzten Kräfte treffen, nennt man den Schlussstein. Es ist der Stein, für den man keinen Mörtel braucht, da er von den gleich starken in gegensätzliche Richtungen wirkenden Kräften gehalten wird.

Im Fuß ist der Schlussstein des inneren Bogens des Fußgewölbes das Sprungbein, der Talus. Das ist der Knochen, der sich zwischen den beiden Knöcheln befindet. Fassen Sie sie einmal an. Diese Vorsprünge, die Sie berühren, sind die unteren Enden der beiden Unterschenkelknochen. Es sind die Enden von Schien- und Wadenbein. Man nennt sie Malleoli, Einzahl Malleolus. Das ist das lateinische Wort für Hammer, denn sie sehen wie kleine Hämmer aus. Wenn Sie Ihre Finger auf diesen beiden Vorsprüngen dort lassen und den Fuß beugen und strecken, bewegt sich das Sprungbein zwischen den beiden Knochen, die Sie berühren (**Abb. 39**). Das ist der Schlussstein des Längsgewölbes im Fuß. Betrachten Sie bitte folgende Abbildung aus dem Buch von Mabel Todd (**Abb. 40**). Das Gewicht wird in die Fußballen und in die Ferse weitergeleitet. Der Gegendruck des Bodens geht nach oben.

Das Gewicht geht durch die Berührungsstellen im Fußballen, an der Großzehenbasis, an der Stelle zwischen dem kleinen und dem vorletzten Zehenballen und an der Ferse. Das Gewicht wird zentriert und an den Schlussstein weitergereicht. Er ist die Stelle, wo das Bein auf dem Fuß balanciert. Das Gewicht ist sowohl auf dem Fußballen als auch auf der Ferse. Wie alle Konstruktionsprinzipien des Körpers, die ich Ihnen gezeigt habe, ist auch dieses nicht statisch. Das Gewicht verlagert sich andauernd zwischen dem Fußballen und der Ferse hin und her, aber es bleibt in der Umgebung des Schlusssteins. Das ist der Mittelpunkt, auf den man sich kinästhetisch immer wieder bezieht.

Stehen Sie bitte auf und wenden das praktisch an. Ich möchte einige Dinge zusammenbringen. Es verlangt Ihnen viel ab, aber ich glaube, ich vermittle Ihnen einfach die Prinzipien und die Informationen. Sie werden die Details selbst hinzufügen. Wenn Sie den Körper in eine vordere und eine hintere Hälfte teilen, indem Sie die mittlere Frontalebene durch den Körper legen, wird diese durch die Hüftgelenke gehen, dort, wo Sie das Gewicht oben auf den Oberschenkeln balanciert haben. Nun, und jetzt kommt's, der Schlussstein ist auch in dieser Ebene.

Außerdem sind die Schulterhöhen, wo das Gewicht der Schultern zentriert ist, ebenfalls in dieser Ebene, und das obere Ende der Wirbelsäule, wo sie sich mit dem Kopf verbindet, ist auch in dieser Ebene. Sehen Sie, Sie haben eine Denkweise, in der die Hauptlasten des Körpers sich alle in der mittleren Frontalebene befinden. Dieses Gewicht hier ist über der Stelle zentriert, wo das Gewicht der Beine in die Füße geleitet wird. Dann sind die Schultern über der Stelle ausgerichtet, an der das Gewicht auf die Oberschenkelknochen geleitet wird. Der Kopf ist ebenfalls in derselben Ebene ausgerichtet. Also sind die Lasten des Kopfes, der Schultern, des Beckens und des restlichen Körpers bis hinunter zu den Beinen alle in derselben Ebene zentriert.

Das Entscheidende hier ist, wie Sie das finden können. Einfach mit Hilfe der Kenntnisse, die ich Ihnen hier vermittelt habe und Ihrem Wissen davon, dass diese Lasten in derselben Ebene zentriert sind. Wie Sie sich dann selbst ausrichten, geschieht mit Hilfe Ihrer Körperwahrnehmung. Wenn Ihr Kopf nach vorne hängt, wissen Sie, dass Sie eine Menge Arbeit aufwenden müssen, ihn dort zu halten, mehr, als wenn Sie ihn einfach ausrichten. Dann ist er besser im Gleichgewicht und es braucht nur wenig Anstrengung, ihn im Gleichgewicht zu halten. Sie wissen das. Dasselbe gilt für die Schultern. Wenn Sie mit steifen Schultern herumlaufen, müssen die Muskeln viel mehr arbeiten, als wenn Sie sie an ihren Platz fallen lassen. Die Stelle, wo das Gewicht oben auf den Oberschenkelknochen ruht, ist Ihre Basis,

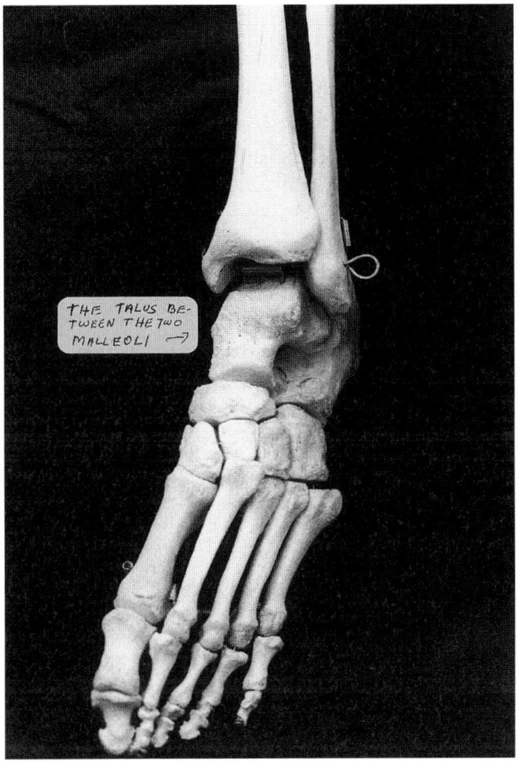

Abb. 39:
«Das Sprungbein zwischen den beiden Knochen ...»

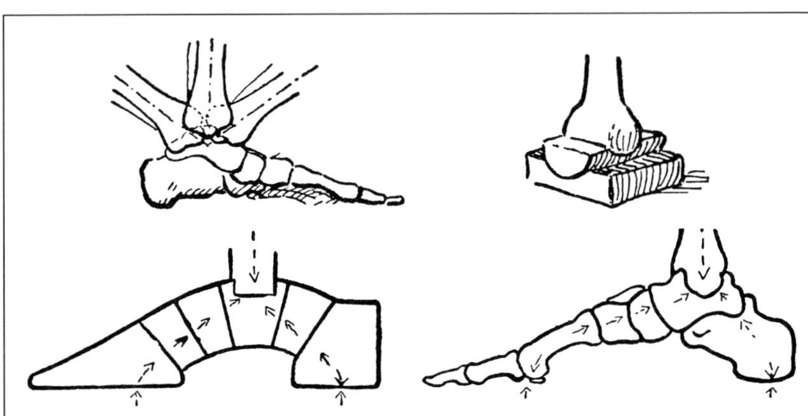

Abb. 40:
Das Gewicht wird in die Fußballen und in die Ferse weitergeleitet (aus Todd: Der Körper denkt mit. Verlag Hans Huber, Bern 2001, S. 130).

auf die Sie sich beziehen. Dann schließlich lassen Sie in derselben Ebene unten Ihre Beine auf den Füßen balancieren. So sind die Lasten harmonisch verteilt.

Ich habe mit Ihnen darüber gesprochen, dass die Mittelachse durch den Körperschwerpunkt geht. Man kann auch die einzelnen Teile des Körpers nehmen und dann hat jeder eine Achse und einen Schwerpunkt. Wenn man die jeweiligen Schwerpunkte von Kopf, Schultern, Brustkorb und Becken nähme und die Mittel achse oder Schwerkraftlinie durch sie hindurchgehen ließe, sollten sie eine einzige ununterbrochene Linie bilden. Mit anderen Worten, wenn die Mittelachse des Kopfes hier ist, und die der Schultern hier drüben und die des Beckens hier an dieser Stelle, dann sind Sie ziemlich aus der Form und Sie müssten mit den Muskeln furchtbar viel arbeiten, um den Mangel an Gleichgewicht auszugleichen. Sehen Sie jetzt, was ich sagen will? Das gibt Ihnen eine weitere Möglichkeit, im Stehen am Konzept des Gleichgewichts zu arbeiten.

Ich habe Ihnen in diesen drei Tagen mehr Stoff vermittelt, als ich das selbst innerhalb eines ganzen Jahres tun sollte. Es ist nicht so, dass Sie alles auf einmal nehmen und damit arbeiten sollen. Nehmen Sie sich das, was Sie brauchen können. Noch etwas, was ich zum Fuß anmerken möchte. Schauen Sie sich die Ferse hier an. Können Sie diese kleine simsähnliche Struktur hier sehen? Der Talus liegt zum Teil dort auf. Sie heißt Talusstütze (Sustenaculum tali) und befindet sich direkt hier auf der Höhe des Innenknöchels. Wenn man steht, sollte dieses kleine Sims parallel zum Boden sein.

Ein Bild, dass ich Ihnen dazu geben kann: Stehen Sie auf und stellen Sie sich vor, dass das Sustenaculum tali sich parallel zum Boden ausrichtet. Der größere Teil der tragenden Unterstützung des Fußes ist an der Außenseite – so kommt der Fußabdruck zustande – aber tatsächlich heben die Zugkräfte des Fußgewölbes die Innenseite hoch, um der Belastung durch die Schwerkraft zu widerstehen. Mit anderen Worten, die Außenseite der Füße sind die Druckglieder und auf den Innenseiten überwiegt die Arbeit der Muskeln.

Schließlich möchte ich Ihnen eine Übung dafür zeigen. Setzen Sie sich bitte alle auf den Boden und stellen Sie den Dreifuß ganz auf den Boden. Er muss ganz auf dem Boden sein. Auf diese Art strecken Sie jetzt das Bein nach vorne aus, soweit Sie dabei mit dem Dreifuß auf dem Boden bleiben können. Glauben Sie nicht, dass mehr besser wäre. Auch die Zehen sollten auf dem Boden bleiben und dabei so entspannt wie möglich. Wenn Sie das jeden Tag üben, kräftigen Sie Ihr Fußgewölbe. Lassen Sie den Fuß sich nicht vom Boden lösen.

> *Teilnehmer:* Sollte ich Druck ausüben oder Kraft benutzen in den Zehen oder hinter den Zehen?

Ja! Sie müssen Energie und Muskelkraft aufwenden, um den Fuß am Boden zu halten. Nur weil ich in dieser Gruppe entspannt arbeite, heißt das nicht, dass wir nichts tun! Ich möchte es auf die leichteste Art tun, aber ich tue etwas. Es passiert nicht von selbst! Sie müssen sich ganz hineinbegeben. Sie müssen Arbeit aufwenden. Ich bitte Sie nur darum, konstruktiv zu arbeiten. Ich möchte es Ihnen ermöglichen, im Alltag mehr leisten zu können, nicht weniger. Es geht darum, so weit zu gehen, wie es Ihnen die jeweilige Situation und Ihr Vermögen erlaubt. Unser Vermögen ist individuell verschieden und es ändert sich von Tag zu Tag.

Atem

Die Art, wie ich den Atem behandle, besteht nicht darin, Ihnen das Atmen beizubringen, denn Ihr Körper weiß schon, wie er zu atmen hat. Was ich versuche, ist, die Atmung zu befreien, wie sie im Körper angelegt ist, damit der Körper das, was er weiß, tun kann, ohne behindert zu werden. Etwas Wichtiges, was man sich klar machen muss, ist, dass man nicht besser atmen kann, als es das eigene Haltungsmuster erlaubt. Man lernt nicht einfach gut zu atmen, indem man eine kleine Atemtechnik aufgreift. So einfach geht das nicht!

Ich weiß noch, wie ich vor vielen Jahren eine Atemexpertin kennen lernte, eine wunderbare Frau. Ich wollte ein paar ihrer Unterrichtsstunden ausprobieren und eine Woche nach der anderen sagte sie nie irgendetwas über den Atem. Sie hat die Atmung nie erwähnt. In meiner Unwissenheit fragte ich mich: «Was tut sie eigentlich? Sie ist Atemexpertin und spricht nicht über die Atmung!» Sie befreite einfach den Körper, um gut zu atmen. Wenn er erst einmal frei ist, kommt der Atem von selbst.

Ich möchte Ihnen schnell ein paar Dinge zu den Atembildern sagen, die Ihnen zu besseren Wegen verhelfen können, die Atmung zu befreien. Lassen Sie uns erst einmal anschauen, was der Körper beim Atmen zu tun versucht. Er möchte Luft in seinen Behälter bringen um dort den Sauerstoff herauszuziehen und an die Körperzellen zu liefern. Er tut dies, indem er den Behälter, nämlich den Brustkorb, vergrößert; den äußeren Behälter und den inneren Behälter, die Lungen. In der Phase der Atmung, die wir Einatmung nennen, wird der Behälter, also der Brustkorb, in alle Richtungen ausgedehnt; in der Breite, in der Tiefe und in der Länge (**Abb. 41**).

Es gibt noch einen zweiten Weg, den Behälter zu vergrößern. Innerhalb des Brustkorbs, im Bereich der sechs unteren Rippen befindet sich das so genannte Zwerchfell. Das ist ein Muskel, ein sehr fibröser Muskel, der den Brustraum vom Bauchraum trennt. Bei der Einatmung zieht sich dieser kuppelförmige Muskel zusammen und senkt sich. Wenn er sich nach unten bewegt, wenn auch nicht sehr weit, schafft er damit aufgrund seines großen Umfangs einen ganz ansehnlichen Raum im Körper, in den die Luft hineinkommen kann. Die Luft kommt nicht in den Körper, weil man sie hinein pumpt. Sie strömt herein, weil man durch die Ausdehnung einen Raum schafft. Der Luftdruck außerhalb des Körpers ist dann größer als innerhalb des Körpers und drückt so die Luft hinein.

Ich gebe Ihnen all diese technischen Details, weil die Ihnen kinästhetisch gesehen vermitteln, dass Sie nicht um Luft ringen müssen, dass Sie sie nicht herein saugen oder hinein pumpen müssen. Sie brauchen nur die Rippen sich ausdehnen lassen, wenn der Atemreflex einsetzt. Lassen Sie ihn Ihre Rippen öffnen und das Zwerchfell wird sich automatisch nach unten zusammenziehen. Das ist ein automatischer Vorgang. Einfach ausgedrückt: «Entspannen Sie sich einfach und lassen Sie den Körper atmen.» Allerdings, wie ich schon eingangs gesagt habe, gibt es viele Arten, den Atem zu behindern, die wir uns vielleicht angewöhnt haben.

Die Ausatmung ist der passive Teil der Atmung. Bei der Ausatmung entspannen sich die Muskeln, die den Brustkorb in alle Richtungen ausgedehnt und das Brustbein ein wenig gehoben haben. Sie entspannen sich und der Brustkorb kehrt bei der Ausatmung zu seinem normalen Umfang zurück und das Brustbein sinkt herab. Das Zwerchfell entspannt sich, und aufgrund der Elastizität des Lungengewebes wird es zu seinem Ausgangspunkt zurückkehren. Der Raum, den es geschaffen hatte, wird wieder kleiner, und die Luft strömt wieder aus dem Körper heraus. Das ist die Ausatmung. Wenn man sich nach der passiven Phase der Ausatmung dem Ende der Ausatmung nähert, werden die Muskeln im unteren Teil des Rumpfes aktiv. Sie verengen den Brustkorb hier und ziehen ihn zusammen, was noch mehr von dem Raum, der beim Einatmen geschaffen worden war, wegnimmt, damit die Ausatmung abgeschlossen werden kann.

Wie ich gestern angedeutet habe, lassen die meisten von uns die Ausatmung nicht bis zu dem Stadium kommen. Weil wir uns in unserer modernen, industrialisierten, städtischen Gesellschaft fürs Atmen keine Zeit nehmen, eilen wir darüber hinweg und beginnen schon mit der nächsten Einatmung. Wir lassen den Atem einfach nicht los, wir halten ihn fest. Das ist nicht gut, denn man kann zu keinem guten neuen Atemzug kommen, wenn man den alten nicht loslässt.

Fast alle Religionen vertreten die Philosophie oder den Gedanken, dass man nicht wiedergeboren werden kann, bevor man gestorben ist. Ich habe Ihnen davon erzählt, nicht wahr? Nein? Ich habe Ihnen nichts von dem Spruch erzählt, der jetzt in New York unter den «Intellektuellen» kursiert? Sie sagen, jeder will in den Himmel, aber keiner möchte sterben. Ich sehe darin eine Analogie zu dem, was ich Ihnen sage, dass man den alten Atemzug sterben lassen muss, um einen neuen zu nehmen. Lassen Sie ihn los! Lassen Sie den alten los.

Wir werden damit ein wenig arbeiten. Lassen Sie mich Ihnen ein Vorstellungsbild für den Brustkorb und dann für das Zwerchfell geben. Der Brustkorb ist wie ein Regenschirm, ein altmodischer Stockschirm, der sich aufklappt und zuklappt. Ich verwende einen Schirm, weil der Brustkorb sich zwar in alle Richtungen ausdehnt, aber nicht gleichermaßen. Hier unten haben Sie besonders die Ausdehnung in die Querrichtung; wenn man weiter nach oben geht, ist bei einer

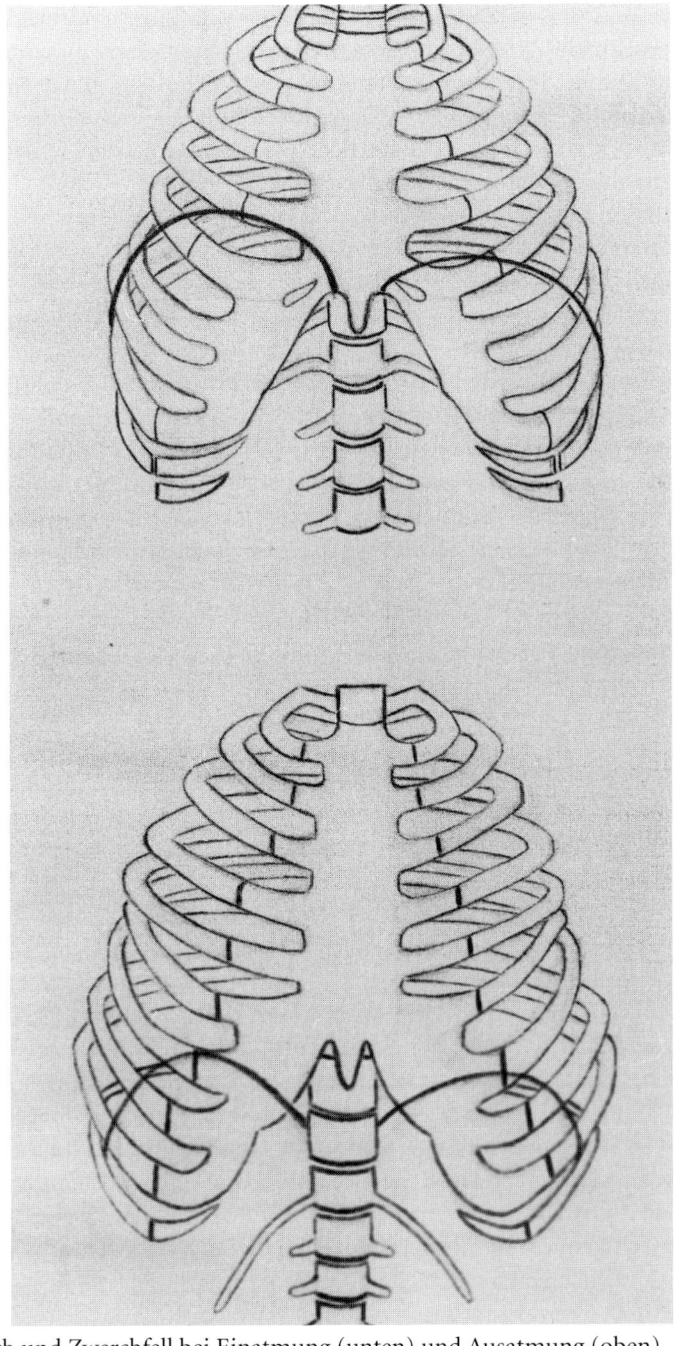

Abb. 41:
Brustkorb und Zwerchfell bei Einatmung (unten) und Ausatmung (oben).

guten Atmung weniger seitliche Ausdehnung und mehr Ausdehnung nach vorn und hinten. Der Brustkorb ist so wie dieser Regenschirm und ich möchte, dass Sie die Finger auf diese Art hier um die unteren Rippen legen. Lassen Sie sich atmen und fühlen Sie Ihre Rippen wie ein Schirm, oder stellen Sie sich einfach vor, wie sich die Rippen ausdehnen. Der Stock des Schirms ist Ihre Mittelachse. Die Rippen dehnen sich von dieser Achse ausgehend aus (**Abb. 42**).

Sie müssen sich darin üben, dies zu spüren, das ist nicht etwas, was sofort gelingt. Betrachten Sie es, machen Sie keine reine Verstandesübung daraus, sondern lassen Sie den Atem in Ihre Hände hier unten kommen. Lassen Sie den Atem sinken, anstatt ihn oben im Brustkorb fest zu halten. Vielleicht geschieht zuerst nichts, aber wenn Sie das weiter verfolgen, wird es geschehen, vielleicht gerade jetzt. Wenn Sie den Atem hier hinunter sinken lassen, lassen Sie ihn die Hände nach außen drücken. Bleiben Sie noch eine weitere Minute dort. Jetzt möchte ich Ihnen eine Übung geben, mit der Sie lernen können, Ihre Ausatmung zu verlängern. Das geht folgendermaßen. Wenn Sie die Atemluft aus dem Körper drücken, wie Sie es beim Summen oder Singen tun, nennt man das forcierte Atmung. Wir werden eine Form anwenden, bei der Sie wie eine Schlange zischen. Üben wir das. «Hsssssss . . .»

Wenn Sie zischen, werden am Anfang die Rippen ein wenig hinausgedrückt, aber im weiteren Verlauf gehen die Rippen nach innen, wie sie es tun sollten. Sie lösen die Einatmungsspannung. Ich habe von Lösen gesprochen. Diese Übung bewirkt, dass nicht nur Ihre Atmung koordiniert wird, sondern auch diese Muskeln des unteren Rumpfes. Es koordiniert sie mit der Fortbewegungsmuskulatur. Zischen wir noch einmal. Wenn Sie fertig sind, lassen Sie Ihren Atem von selbst kommen und gehen. Wenn Sie das häufiger üben, werden Sie das Ende der Ausatmung erleben, denn am Ende wird der Einatmungsreflex automatisch einsetzen. Sie werden das spüren.

Wenn ich davon spreche, dass die Ausatmung vollständig wird, meine ich damit in keiner Weise, dass Sie alle Luft aus den Lungen herausbringen sollen. Das meine ich nicht, denn man kann das nicht tun. Es bleibt immer etwas Restluft in den Lungen. Wenn ich davon rede, die Ausatmung zu Ende zu bringen, meine ich einen physiologischen Vorgang der Muskelaktivität, der zu einem Abschluss kommt und den Einatmungsreflex, der dann automatisch einsetzt und Sie einatmen lässt.

Behalten Sie bitte beim Üben dessen, was ich Ihnen gezeigt habe, zusätzlich den wichtigen Aspekt im Auge, dass der Atem spontan und nicht gekünstelt sein sollte. Verbringen Sie eine gewisse Zeit am Tag damit, den Körper atmen zu lassen wie immer er möchte und sich in aller Freiheit so viel Atemraum nehmen zu lassen, wie er will. Lassen Sie den Atem frei sein.

Ich glaube, wir müssen unseren Workshop beenden. Machen wir hier ein wenig Platz und nehmen wir uns Zeit für eine kleine Improvisation.

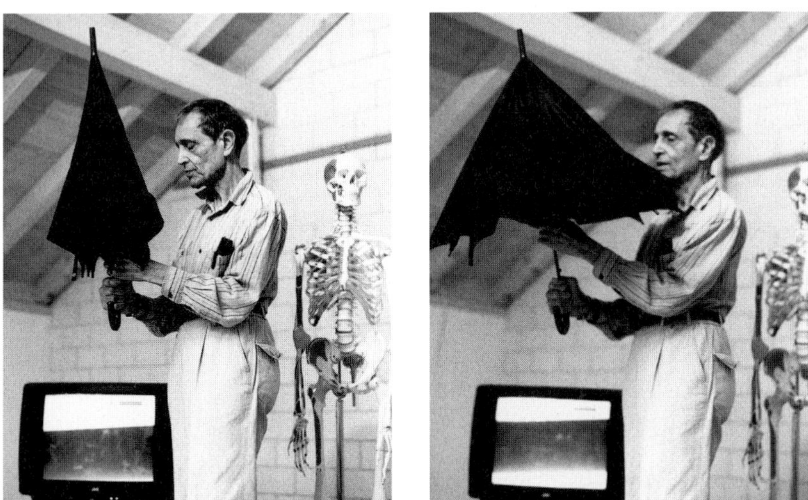

Abb. 42:
«Der Stock des Schirms ist Ihre Mittelachse. Die Rippen dehnen sich von dieser Achse ausgehend aus.»

Achse und Balance. Erster Tag des Aufbauseminars

Einige Übungen aus der chinesischen Medizin

Finden Sie Ihre Balance auf den Sitzhöckern, auf Ihre Art. Tun Sie, was immer sie brauchen, um Ihre Sitzhöcker auf dem Schemel auszubalancieren. Sie selbst können die folgenden Übungen in jeder beliebigen Reihenfolge ausführen. Die Chinesen haben in ihrer traditionellen Medizin Speichel verwendet. In unserer Arbeit heute Morgen werden wir keinen Speichel verwenden, aber ich möchte Ihnen erklären, wie es die Chinesen gemacht haben. Ich hoffe, dass Sie das nicht unappetitlich finden. Hier sind die Übungen.

Nehmen Sie morgens den ersten Speichel auf ihre Fingerspitzen und kreisen Sie damit auf den Rändern Ihrer Augenhöhlen, wie ich Ihnen gleich am Skelett zeigen werde. Ich schlage folgende Technik vor: Legen Sie ihre Finger auf die Stirn, Ihre Daumen neben die inneren Augenwinkel. Beginnen Sie eine kreisende Bewegung auf dem knöchernen Ring, der die Augäpfel umgibt. Die Daumen gleiten mit sehr leichtem Druck nach unten, dem Knochenring folgend nach außen und oben und zurück zu den Augenwinkeln. Kreisen Sie 49-mal in Ihrem eigenen Rhythmus und lassen Sie Ihre Arme auf den Oberschenkeln ruhen, wenn Sie fertig sind.

Teilnehmer: Macht man das nur mit dem Daumen oder mit den Fingerspitzen?

Sie können das mit den Fingerspitzen machen, wenn Sie möchten. Ich selbst nehme gerne die Daumen, um mit den anderen Fingern in Verbindung mit der Stirn zu sein. Diese leichte Stütze gibt mir Halt. Aber jede Art, die angenehm ist, und jeder Finger ist in Ordnung.

Teilnehmer: Braucht man viel Druck?

Eine sehr gute Frage. Der Druck sollte mäßig sein. Und noch etwas: drücken Sie niemals auf die Augäpfel. Sie drücken auf den Knochenring, nicht auf den Augapfel.

Die nächste Übung betrifft die Knie. Mit der zweiten Portion Speichel umkreisen Sie ihre Knie; wenn Sie Speichel verwenden, direkt auf der Haut. Ich habe das immer mal wieder praktiziert, ohne die Wirksamkeit zu erkennen, bis ich mir Ende 1994 das Bein gebrochen habe. Dann hat diese Übung eine bedeutende Rolle bei der Heilung gespielt. Die Knie gehören zu den zentralen Energiepunkten im System der chinesischen Heilkunst. Wenn Sie dabei keinen Speichel verwenden wollen, können sie Arnika nehmen – in Olivenöl, dann kann es in das Gewebe eindringen. Wir werden 49-mal in die eine Richtung um die Knie kreisen, dann eine Weile pausieren und schließlich 49-mal in die andere Richtung kreisen. Zählen Sie in Ihrem eigenen Tempo und beginnen Sie, wenn Sie so weit sind.

Nun kommen wir zu den Fingerübungen. Nehmen Sie den rechten Daumen zwischen linken Daumen und die restlichen Finger der linken Hand. Streichen Sie von der Handwurzel Richtung Daumenspitze. Als Nächstes nehmen Sie den Zeigefinger und streichen Richtung Zeigefingerspitze. Ebenso verfahren Sie mit dem Mittelfinger. Dann drehen Sie die Hand und streichen nacheinander von den Fingerspitzen des Ringfingers und des kleinen Fingers zur Hand hin. Ein Ablauf ist fertig, wenn Sie dies mit den Fingern beider Hände getan haben. Wiederholen Sie dies 21 Mal, ohne Speichel. Ich habe herausgefunden, dass sich die Erfahrung vertieft, wenn ich beim Ausstreichen auf dem Arm beginne und dann, wenn ich die Hand umdrehe und von den beiden letzten Fingern aus zum Körper hin streiche, bis auf den Arm gehe.

Diese Übungen aus der chinesischen Medizin habe ich von meinem Lehrer Cheng Man-Ch'ing gelernt. Cheng Man-Ch'ing war nicht nur ein Tai Chi Lehrer, sondern auch ein Arzt der chinesischen Medizin. Er hat diese Übung an den Händen als Mittel zur Erleichterung bei Kopfschmerzen verwendet. Er hat nicht gesagt, welche Art Kopfschmerzen. Ich habe sie nie dafür benutzt, da ich sehr viel Glück habe und nie in meinem Leben Kopfschmerzen gehabt habe. Aber nach meiner Erfahrung klärt diese Übung den Geist und schärft den Verstand; also probieren Sie diese Dinge, die ich Ihnen gezeigt habe, bitte aus.

Lassen Sie mich der nächsten Übung ein paar Bemerkungen vorausschicken. In der chinesischen Medizin hat die Energie der Nieren große Bedeutung. Wenn die Nierenenergie gut ist, hat man der chinesischen Medizin zufolge eine gute Gesundheit. Diese nächste Übung werden wir sehr schnell machen, sie dauert nur eine Minute. Bringen Sie Ihre Hände in die Nierengegend und legen Sie die Handrücken etwas oberhalb der Nieren auf den Rücken, so dass die Finger nach unten zeigen. Gleiten Sie mit beiden Händen über den unteren Rücken bis zum Becken nach unten und wieder nach oben. Die Bewegung ist V-förmig, in der Nierengegend beginnend bis zur Spitze des V am Steißbein. Machen Sie das 49-mal. Hinunter und wieder hinauf gilt als eine Bewegung.

Eine andere Variante, um die Nierenenergie zu fördern, ist folgende: Auf dem unteren Rücken legen Sie beide Hände übereinander, beide Handrücken zeigen zum Rücken. Gleiten Sie mit den ineinanderliegenden Händen 49-mal horizontal hin und her. Von der Mitte nach rechts und links und zurück zur Mitte zählt als ein Mal.

Bitte beachten Sie Folgendes für den weiteren Verlauf des Kurses: Ich möchte Sie genau anleiten, aber ich möchte keine rigiden Verhaltensweisen fördern. Wenn ich versuche, Ihnen zu helfen, Empfindsamkeit für sich, für Ihr Wesen zu entwickeln, möchte ich keine Neurosen erzeugen. Werden Sie bitte, was diese Arbeit betrifft, nicht neurotisch; empfindlich und empfindsam sind nicht dasselbe, verwechseln Sie das nicht miteinander. Ich möchte einfach, dass Sie Ihrem Körper gegenüber ein gesundes Empfindungsvermögen entwickeln, so dass Sie sich Ihres jeweiligen Zustandes bewusst werden können.

Stehen Sie jetzt bitte auf – was jetzt folgt kann man im Sitzen oder im Stehen tun, aber wir haben schon lang genug gesessen. Wir werden die Nierenübung 49-mal machen. Bevor wir beginnen, finden Sie Ihr Gleichgewicht, erden Sie sich, indem Sie das Becken oben auf den Oberschenkelknochen ausbalancieren. Beginnen Sie dann und machen Sie die Bewegung 49-mal.

Im Stehen: Vorstellungsbild «die Mittelachse bewegt sich nach oben»

Kommen Sie nun zum Stehen und suchen sich einen Partner.

Wir werden die Mittelachse erspüren. Es wird nur kurze Zeit brauchen, aber ich bin besonders darum bemüht, dass diejenigen, die an den letzten Wochenend-Seminaren teilgenommen haben, das Erspüren der Mittelachse tiefer erleben können. Was ich als die Mittelachse präsentiert habe, entspricht der Lotlinie eines Zimmermanns oder Maurers. Die Linie entsteht durch den Zug der Schwerkraft durch den Körperschwerpunkt. Bei einem gut ausgerichteten Menschen geht sie durch die Vorderseiten der Lumballordose und Zervikallordose der Wirbelsäule. Die Kraftlinie entspricht dem Zug der Schwerkraft. Um der Erdanziehungskraft entgegenzuwirken, stellen wir uns vor, dass sich die Mittelachse nach oben bewegt.

> Beginnen Sie, indem Sie sich auf den Oberschenkelknochen ausbalancieren. Dann lassen Sie die Vorder- und die Rückseite sich aufeinander zu bewegen. Das ist ganz ähnlich wie in dem Ablauf in der konstruktiven Ruhelage, wenn wir die Vorderseite

auf die Rückseite sinken lassen. Jetzt, wo Sie stehen, können Sie auch die Vorder- und die Rückseite zusammenkommen lassen.
Nehmen Sie ihren Partner und helfen Sie ihm oder ihr, Vorder- und Rückseite anzunähern, indem Sie ihn vorne und hinten, die ganze Länge des Oberkörpers hinauf und herunter, berühren. Es gibt keine Vorschrift, wie oft Sie das tun sollen, aber ich würde es nicht mehr als dreimal tun. Denn wie ich am letzten Wochenende gesagt habe, wenn man zu viel Berührungshilfe gibt, verwischt der Eindruck und man hat keinen Brennpunkt für die Aufmerksamkeit.
Nachdem Sie die Mittelachse gefunden haben, vergessen Sie das Bild mit den Vorder- und Rückseiten und bleiben Sie bei der Mittelachse. Sie können sich dann vorstellen, wie sich die Außenseite des Körpers gleich einem weichen Tuch, das in Höhe der Schulter befestigt ist, um die Achse hüllt (**Abb. 43**). Mit anderen Worten, ich möchte immer mehr sowohl zu der Unterstützung als auch zum Loslassen zurückkommen. Nehmen Sie sich also etwa eine Minute Zeit, um die Achse zu finden. Jetzt, nachdem Sie die Achse gefunden haben, stellen Sie sich vor, wie sie sich nach oben bewegt, die Körperperipherie aber hüllt sich ab Schulterhöhe um die Achse. Ich demonstriere Ihnen das noch einmal an dem Pullover, den ich über meinen Arm gehängt habe und dann zeige ich Ihnen die Berührungshilfe, überall um den Körper herum. Die Achse bewegt sich immer aufwärts und die Peripherie hängt immer herunter, auch die Vorderseite hängt herunter, aber die Achse dahinter geht nach oben. Das ist keine einfache Vorstellung, sie ist sehr, sehr knifflig. Bleiben Sie weich, atmen Sie tief und nicht mit den Schultern.
Tauschen Sie die Rollen. Beginnen Sie mit dem Zusammenkommen der Vorder- und Rückseiten auf die Mittelachse zu, und wenn Sie die gefunden haben, lassen Sie die Außenseite des Körpers darüber hängen und stellen Sie sich vor, wie die Achse sich aufwärts bewegt.

Wir werden im Workshop noch mehr mit der Mittelachse arbeiten. Jetzt wollte ich Ihnen nur ein Gespür für die Unterscheidung zwischen der nach oben gehenden Mitte und der weich darum herumgelegten Peripherie vermitteln.

Wir machen jetzt fünf Minuten Pause, und danach werden wir mit den Schultern arbeiten.

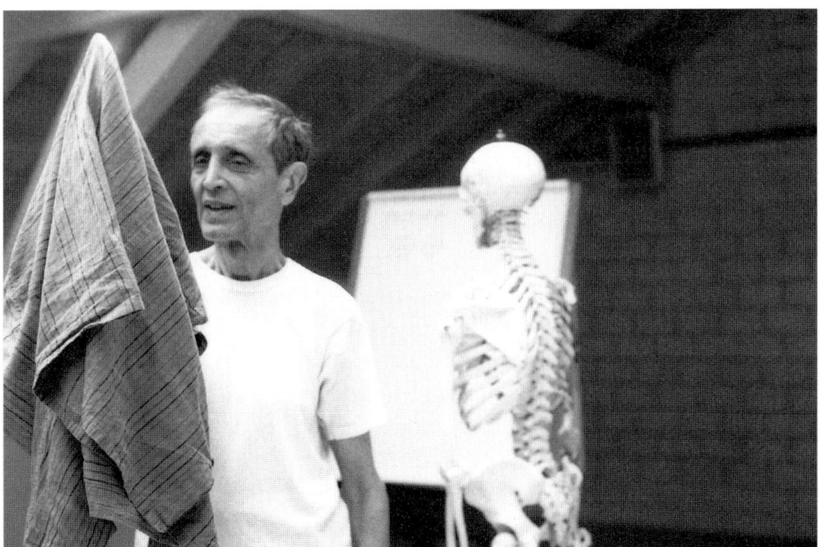

Abb. 43:
«Sie können sich dann vorstellen, wie sich die Außenseite des Körpers gleich einem weichen Tuch, das in Höhe der Schulter befestigt ist, um die Achse hüllt.»

Vertiefung der Arbeit mit den Schultern

Wir werden uns anschauen, wie viel Bewegungsfreiheit wir zwischen dem Schultergürtel und dem Brustkorb bewirken können. Es gibt nun hauptsächlich zwei Prinzipien, mit denen wir an den Schultern arbeiten werden. Zum einen stellen wir klar, dass der Schultergürtel über das Sternoklavikulargelenk mit dem Brustkorb verbunden ist, zum anderen stellen wir uns einen Gegenstand oder eine Substanz vor, die das Schulterblatt von den Rippen trennt. Von der Idee her sollten wir uns also vorstellen, dass zwischen Schulterblatt und Rippen ein Abstand ist (**Abb. 44**).

Kommen wir also ins Stehen und vergegenwärtigen wir uns, dass das Sternoklavikulargelenk die Basis des Schultergürtels ist. Heben Sie bitte eine Schulter und bringen Sie sie etwas vor. Greifen Sie mit den Fingern der anderen Hand das Schlüsselbein. Spüren Sie es und tasten Sie an ihm entlang bis zum Gelenk am Brustbein; dann lassen Sie bitte die Finger direkt unter dem Gelenk und lassen Sie den ganzen Arm und die Schulter herabhängen. Und dann stellen Sie sich bitte vor, dass der Arm oben am Brustbein beginnt und von dort bis zu den Fingerspitzen geht, so dass Sie einfach eine einzige Linie den ganzen Weg herunter bis zu den Fingerspitzen haben, beginnend am oberen Ende des Brustbeins. Mit dieser Idee schwingen Sie den Arm und lassen Sie ihn durch seinen eigenen Schwung bewegen. Schwingen Sie ihn und lassen Sie ihn von selbst weiterschwingen.

Gehen wir zur anderen Seite. Ertasten Sie das Schlüsselbein bis zur Verbindung mit dem oberen Teil des Brustbeins. Lassen Sie den Finger hier unter dem Gelenk und lassen Sie den Arm von dort herabhängen. Schwingen wir jetzt den Arm und lassen ihn ausschwingen. Lassen Sie Ihre Arme einfach an den Seiten hängen und schwingen wir dann beide Arme. Stellen wir uns einen Moment lang die Mittelachse vor. Die Mittelachse bewegt sich nach oben, und die ganze Körperhülle ist in der Höhe der Schultern um die Mittelachse drapiert. Ziehen Sie nichts von der Außenseite her hoch. Die Aufwärtsbewegung ist innen. Nun bitte ich Sie, Folgendes zu tun. Lassen Sie die Arme von dem oberen Ende des Brustbeins hängen, und dann konzentrieren Sie sich bitte auf das Bild der Mittelachse. Die Bewegung, die Sie machen werden, ist eine Neigung zur Seite. Stellen Sie sich bitte nicht vor, dass sich der Körper beugt, sondern dass sich die Achse beugt. Der Körper ist immer noch um die Achse herumgelegt, so dass die Achse den Körper mit sich bewegt. Wenn Sie ein Gefühl dafür bekommen, beginnen Sie die Bewegung als eine innere Bewegung zu erfahren. Um mich also zur Seite zu beugen, denke ich daran, dass die Mittelachse sich beugt und den um sie herumgelegten Körper einfach mitnimmt.

Das ergibt dann ein Längerwerden anstelle eines Einsinkens, wenn Sie sich hinüberbeugen. Beugen Sie sich noch einmal und ich werde dabei herumgehen

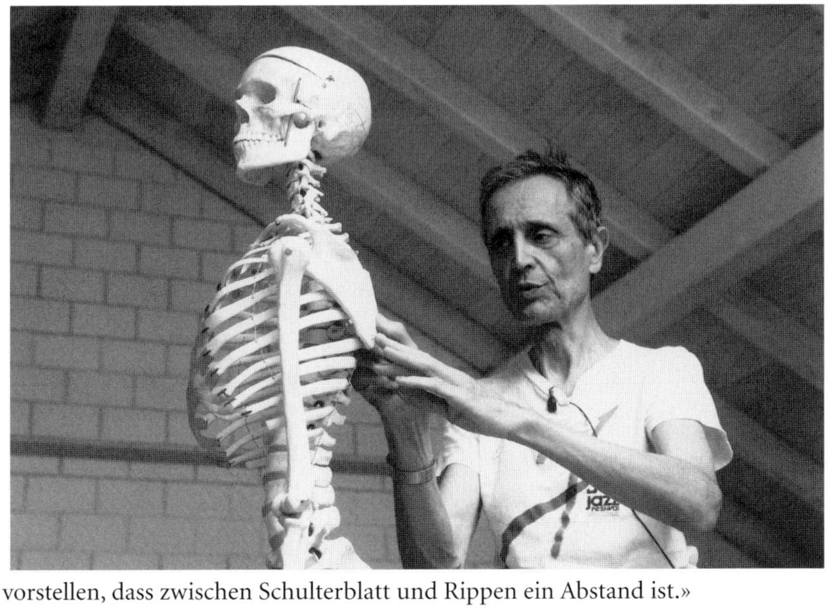

Abb. 44:
«. . . sich vorstellen, dass zwischen Schulterblatt und Rippen ein Abstand ist.»

und Ihnen einen kleinen Schub nach oben geben. Sie sollten Ihren Körper immer so gebrauchen, dass er so lang wie möglich bleibt. Die Wirbelsäule verlängert sich dabei immer an der Rückseite hinunter und an der Vorderseite nach oben. Ich möchte, dass jeder aus einer balancierten Stellung heraus beginnt und sich zu einer Seite neigt; bleiben Sie, wie Sie sind, lassen Sie den Arm hängen und ich komme vorbei und gebe jedem ein wenig Berührungshilfe. Es ist so, als ob Sie sich seitlich über ein Fass legen.

Jetzt werde ich Sie bitten, sich zur anderen Seite zu beugen. Ich möchte sicher sein, dass Sie beim Hochkommen den Arm hängen lassen; und dass Sie mit dem Bein, auf dem Sie das meiste Gewicht haben, vom Boden direkt in das Hüftgelenk drücken, so dass Sie nicht versuchen, sich mit dem Arm wieder hochzuziehen. Probieren Sie, ob Ihnen das gelingt. Versuchen Sie das diesmal auf der anderen Seite. Dann wiederholen Sie die erste Seite, mit der Sie das nur einmal getan haben.

Teilnehmer: Wie verlagert sich das Gewicht in den Füßen?

A.B.: Eine sehr gute Frage. Die Seite, zu der Sie sich beugen, übernimmt das meiste Gewicht. Um wieder hochzukommen, lasse ich die Arme weiterhin hängen, so dass ich in den Boden, in mein Hüftgelenk drücke. Das gestattet mir, den Arm lockerer hängen zu lassen. Und wenn Sie sich aufrichten, balancieren Sie sich auf den beiden Oberschenkelköpfen. Wir werden damit noch mehr arbeiten, aber nicht jetzt, denn ich möchte Sie in die konstruktive Ruhe führen. Lassen Sie mich Ihnen das Vorstellungsbild präsentieren und dann werden wir gleich in die konstruktive Ruhe gehen.

In der konstruktiven Ruhe: Vorstellungsbild «Schulterblätter als Schiffchen»

Also, ich habe viele Bilder, die ich Ihnen mitgeben möchte, aber heute Morgen möchte ich, dass Sie sich Ihre Schulterblätter als Boote oder Barken vorstellen. Wir werden uns vorstellen, dass diese Boote auf Wasser schwimmen, das sich zwischen ihnen und der Wirbelsäule befindet. Die Boote werden drei Fahrten unternehmen. *Zuerst* werden sie zu den Sitzhöckern fahren, aber die Sitzhöcker werden nicht passiv auf die Schulterblätter warten. Sie selbst werden sich nach unten ins Unendliche bewegen, so dass die Barken die Sitzhöcker niemals erreichen werden. Das beruht auf dem Prinzip, über das ich mit Ihnen im allerersten Workshop

gesprochen habe, dass nämlich das vorgestellte Bild immer ein gegenwärtiges Geschehen sein muss, nicht etwas, was schon geschehen ist. Ich habe daher das Bild so aufgebaut, dass Sie es während des Vorstellens nicht zu etwas Starrem, Fixiertem machen können.
Die *zweite* Reise wird zu den distalen oder unteren Enden auf der Rückseite der Oberschenkelknochen gehen. Und wieder passiert dasselbe: Die unteren Enden der Oberschenkelknochen verlängern sich ins Unendliche, so dass die Schulterblätter sie niemals einholen werden.
Die *dritte* Reise wird zu den Fersen gehen. Wieder dasselbe; die Fersen verlängern sich dabei nach unten ins Unendliche. Wir werden das in der konstruktiven Ruhe tun, auf dem Rücken liegend, die aufgestellten Beine zusammengebunden und mit Polstern unter dem Kopf und den Zehenballen. Ich werde Sie anleiten. Es ist ganz einfach. Helfen Sie also bitte Ihren Partnern bei der Lagerung und richten Sie Ihre Lage parallel zu den Wänden aus.
Lassen Sie uns anfangen. Eins noch: während die Berührungshilfe gegeben wird, müssen die Arme aus dem Weg sein. Legen Sie sie daher quer über den Brustkorb. Um das mal eben zu zeigen: Die Arme müssen aus dem Weg sein, so dass ich an den Schultern beginnen kann und bis zu den Sitzhöckern herunterkomme; nicht öfter als dreimal. Wenn ich das dreimal getan habe, komme ich zu den Sitzhöckern und berühre sie, während mein Partner sich die Reise vorstellt. Ich berühre die Sitzhöcker, weil sie das Ziel sind, das selbst in Bewegung ist. Ich gebe also eine Behrührungshilfe in Richtung auf die Sitzhöcker und dann verweilt die Berührung dort. Machen Sie das jetzt bitte.
Jetzt machen wir die Fahrt auf der Rückseite zu den unteren Enden der Oberschenkelknochen. Geben Sie Ihre Berührungshilfe zwei bis dreimal. Danach legen Sie Ihre Finger in die Kniebeuge. Das ist das klassische Bild von den sich verlängernden Enden der Oberschenkelknochen, das ich Ihnen schon gegeben habe, nur, dass Sie jetzt die Berührungshilfe an der Rückseite und nicht an der Vorderseite der Knie bekommen. Dies wird Ihre Bewusstheit in Bezug auf das Vorstellungsbild vergrößern.
So, wir machen jetzt die dritte Reise zu den Fersen. Wenn Sie die gleitende Berührungshilfe zwei oder dreimal gemacht haben, geben Sie die stationäre Berührungshilfe an der Rückseite der Ferse am Boden.

Nun werden wir die Tücher oder Bänder abnehmen. Sie können Ihre Arme nach unten neben den Körper legen und sich noch einmal vorstellen, wie die Schulterblätter zu den Sitzhöckern gleiten, während sich die Sitzhöcker verlängern. Rollen Sie sich, während sie das tun, auf eine Seite und zurück auf den Rücken. Wiederholen Sie das bitte noch einmal auf derselben Seite. Stellen Sie sich dabei vor, dass die Schulterblätter zu den Fersen heruntergleiten und rollen Sie sich wieder zurück auf den Rücken. Zentrieren Sie sich dann wieder, stellen Sie sich die Mittelachse parallel zu den Wänden des Raums vor. Stellen Sie sich vor, wie die Schulterblätter nach unten gleiten, und wenn Sie diese Vorstellung empfinden, rollen Sie sich auf die andere Seite. Kommen Sie zurück und wiederholen Sie das noch einmal zu dieser Seite. Bleiben Sie einen Moment auf dieser Seite liegen und rollen Sie sich dann weiter auf Hände und Knie und setzen Sie sich mit aufrechtem Oberkörper auf Ihre Fersen. Legen Sie Ihre Fingerspitzen in die Hüftbeuge. Stellen Sie sich vor, wie die Falten in den Hüftbeugen tiefer werden. Stellen Sie sich vor, dass die Fingerspitzen in die Hüftbeugen hineinsinken; und während Sie spüren, wie sie tiefer einsinken, beugen Sie sich aus den Tiefen dieser Falte und legen Sie Ihren Oberkörper auf Ihre Oberschenkel, nehmen Sie dabei die Finger heraus. Der Rumpf beschreibt einen lang gestreckten Bogen, wobei die Stirn auf dem Boden ruht. Sie können immer noch mit den Hüftbeugen in Verbindung sein. Erlauben Sie ihnen, sich so weit zusammenzufalten, wie sie wollen. Stellen Sie sich vor, wie die Knieenden der Oberschenkelknochen länger werden. Denken Sie wieder an das Bild von den Schulterblättern, die heruntergleiten, zu den Fersen und weiter. Geben Sie dafür eine Berührungshilfe. Wenn Sie diese Vorstellung empfinden können, richten Sie sich auf, so dass die Schulterblätter die ganze Zeit heruntergleiten, während Sie sich aufrichten.
Lassen Sie uns nun wieder startbereit werden, indem wir uns vorstellen, dass die Schulterblätter zu den Fersen gleiten. Sobald Sie das empfinden, richten Sie sich auf Ihre Knie auf. Sehen Sie, ich führe sie dahin, die Vorstellung zu benutzen, bevor Sie sich bewegen. Das meine ich mit «startbereit» werden. Wie Irene Dowd es ausdrückt: es ist wie das Stimmen eines Instruments, und das Instrument sind Sie selbst. Stellen Sie ein Bein auf, nach vorn. Zuerst müssen Sie den Sitzhöcker des aufgestellten Beines sinken lassen. Dabei werden Sie bemerken, wie sich die Hüftbeuge auf dieser Seite vertieft, und dann

werden Sie sich nach vorn lehnen und dabei Ihr Gewicht auf das vordere Bein verlagern, wobei sie vom Boden in das Hüftgelenk drücken. Ich möchte, dass Sie sich erst vorstellen, wie die Schulterblätter zu den Fersen hinuntergleiten und sich in diese Vorstellung einfühlen, bevor Sie die Bewegung tatsächlich ausführen. Sie sind jetzt auf sich allein gestellt – ich bitte Sie nur darum, die Bewegung nicht zu unterbrechen, wenn Sie einmal begonnen haben, Ihr Gewicht nach vorn auf den Oberschenkelkopf zu lehnen. Machen Sie eine durchgehende Bewegung. Sie sollte fließend sein. Wenn Sie dann stehen, federn sie ein wenig auf den Oberschenkelköpfen.

Vertiefung der Arbeit im Sitzen

Lassen Sie uns das Sitzen üben. Finden Sie Ihre Balance auf den Sitzhöckern, mit dem Kopf den baldeniert oben auf der Wirbelsäule. Zusätzlich lassen Sie das Gewicht durch die Sitzknochen in den Hocker gehen. Lassen Sie das Gewicht Ihrer Beine durch die Hüftgelenke nach hinten in das Becken fließen. Sie sollten die Beine nicht fest halten, sondern sie im Becken ruhen lassen. Fügen wir noch ein wenig «freundliche Überredung» hinzu. Wir umfassen das Knie, bewegen es Richtung Hüftgelenk und bewirken dadurch einen sanften Druck in die Hüftgelenkspfanne. Normalerweise neigen wir dazu, wenn wir den Oberschenkelknochen in das Hüftgelenk ziehen, uns am Sitzknochen anzuspannen, um uns zu stabilisieren. Das ist genau das, was wir vermeiden wollen! Stattdessen stellen Sie sich bitte vor, wie die Sitzknochen loslassen und länger werden. Probieren Sie das mit dem einen Bein, bevor ich noch mehr hinzufüge. Der Druck in die Hüftgelenkspfanne sollte nicht zu kräftig sein, sondern sehr sanft. Wenn Sie ein wenig mit dem Bein gearbeitet haben, gehen Sie zum anderen.

Kommen wir jetzt zu einem Bild zurück, das ich viele Male verwendet habe, ich habe es auch im ersten Workshop vermittelt: Heben Sie den Sitzhöcker an und beobachten Sie, wie er herunterhängt. Sie brauchen sich nicht zu bemühen, ihn so hoch zu halten, darum geht es nicht. Heben Sie ihn in einer Weise, dass Sie Ihre Achse nicht sehr weit zur Seite kippen müssen. Heben Sie ihn nur ein wenig und kommen Sie dann auf beide Sitzhöcker zurück. Probieren wir das noch einmal auf der anderen Seite. Dieses Mal, wenn Sie den Sitzhöcker angehoben haben und betrachten, wie er herunter hängt, lassen Sie das Schulterblatt zur Ferse und darüber hinaus herunter gleiten. Kommen Sie wieder auf beide Sitzhöcker zurück.

Heben Sie noch einmal den Sitzhöcker, der schon begonnen hat, sich zu verlängern, bevor Sie mit der Bewegung angefangen haben. Fügen Sie die Vorstellung hinzu, dass das Schulterblatt nach unten gleitet. Indem Sie sich vorstellen, dass der Sitzhöcker länger wird, wird das Schulterblatt loslassen. Heben Sie einen Sitzhöcker, setzen Sie sich dann auf beide Sitzhöcker und balancieren Sie sich aus.

Zur Balance des Kopfes

Ich möchte noch einmal die Grundlagen der Kopfbalance wiederholen, um dann gleich zu komplexerem Stoff überzugehen. Zunächst einmal nehme ich den Schädel vom Skelett herunter, damit Sie die Unterseite sehen können. Der Kopf ist am obersten Wirbel, Atlas, mit der Wirbelsäule verbunden. Diesen Knochen der Unterseite hier nennt man Hinterhauptbein (Os occipitalis), und beiderseits dieses großen Loches hier ist je ein kleiner Vorsprung, der Gelenkkörper des Hinterhauptbeins (Condylus occipitalis). Diese Öffnung nennt man Hinterhauptsloch (Foramen magnum) (**Abb. 45**). Diese Vorsprünge hier sehen aus wie kleine Sitzhöcker. Die Gelenkflächen des Atlas zur Schädelbasis hin sehen aus wie kleine Schalen. Diese gelenkige Verbindung nennt man oberes Kopfgelenk oder Atlanto-Okzipital-Gelenk. Wir wollen jetzt feststellen, in welcher Höhe sich diese Gelenkverbindung befindet. Dafür legen Sie bitte die Finger genau zwischen den Warzenfortsatz (Processus mastoideus) und die hintere Kante des Unterkiefers. Diese Stelle befindet sich genau unter dem Ohrläppchen, wo der untere Rand der Ohrmuschel in den Kopf übergeht (**Abb. 46**).

Wenn Sie diese beiden Stellen, die Sie gerade berühren, mit einer Linie verbinden, ginge die durch den Mittelpunkt des oberen Kopfgelenks. Zuerst sollten Sie sich die Höhe, auf der es sich befindet, klar machen. Denken Sie daran, dass es nicht in der Höhe des Kinns, sondern in Höhe der Ohren ist. Um den Kopf auf der Wirbelsäule ruhen zu lassen, muss im Stehen Ihr Körpergewicht oben auf den Oberschenkelknochen ruhen. Im Sitzen würden Sie das Gewicht durch die Sitzhöcker nach unten ableiten. Aufgrund der Bauweise des Atlanto-Oktzipital-Gelenks, kann sich der Kopf nach vorn und hinten (in der Sagittalebene) um etwa 15° bewegen, ohne dass dabei die restlichen Halswirbel beteiligt werden. Wenn man nach unten schauen möchte, braucht man den Hals nicht zu beugen.

Im Stehen: «Trochanter und Mastoidfortsätze schmelzen»

> Kommen Sie bitte zum Stehen. Nehmen Sie sich einen Moment Zeit, die großen Trochanter an der Außenseite der Beine herunter-

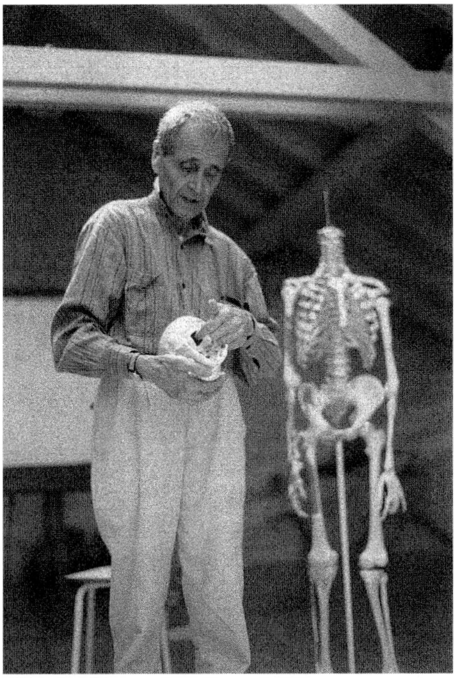

Abb. 45:
«Diese Öffnung nennt man Hinterhauptsloch (Foramen magnum).»

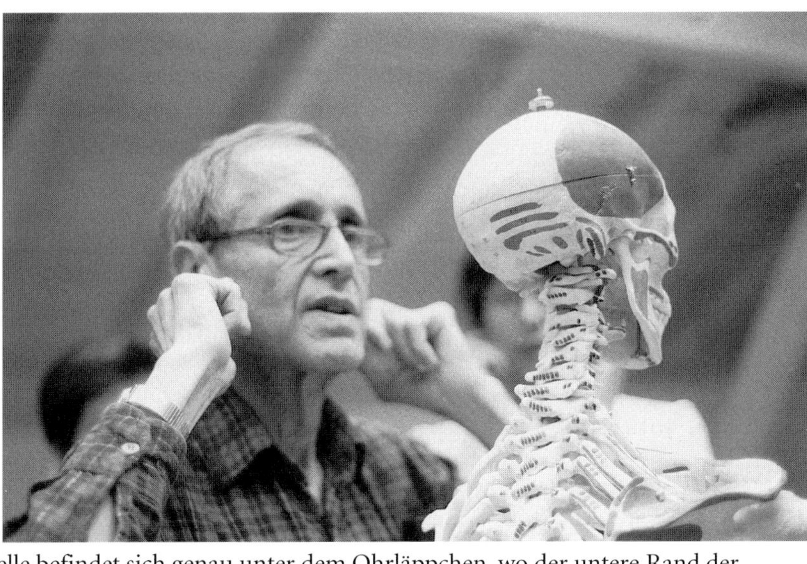

Abb. 46:
«Diese Stelle befindet sich genau unter dem Ohrläppchen, wo der untere Rand der Ohrmuschel in den Kopf übergeht.»

schmelzen zu lassen (vgl. Abb. 25, S. 87). Das Gewicht ruht auf den oberen Enden der Oberschenkelknochen zwischen den großen Trochanteren, die gerade schmelzen. Dieses Schmelzen vermittelt Ihrem Körper, dass er zwischen den großen Trochanteren gestützt wird. Wenn Sie das spüren können, können Sie etwas tun, was ich Übertragung des Körpergefühls, kinästhetische Übertragung, auf einen anderen Körperteil nenne.
Probieren wir das hier oben aus. Stellen wir uns vor, dass die Mastoidfortsätze und die hinteren Teile der Unterkieferknochen wie Wachs nach unten schmelzen. Dazwischen befindet sich die Wirbelsäule, auf der der Kopf sein Gleichgewicht findet. Während wir uns das vorstellen, verlängert sich die Wirbelsäule nach oben. Sie wächst nach oben, auf die Schädelbasis zu. Dadurch wird der Kopf etwas angehoben. Die ganze Zeit schmelzen die Mastoidfortsätze und die hinteren Teile der Unterkiefer nach unten.
Sie sehen also die Verbindung zwischen den beiden Vorstellungen: Einerseits wird der Körper auf den oberen Enden der Oberschenkelknochen getragen, während die großen Trochanteren herabschmelzen. Andererseits wird der Kopf oben auf der Wirbelsäule getragen, während die Mastoidfortsätze und die hinteren Enden des Unterkiefers herabschmelzen.
Jetzt möchte ich, dass Sie sich den Kopf als eine Wippe vorstellen; lassen Sie ihn oben auf der Wirbelsäule vor- und zurück wippen. Sehen Sie, der Kopf ist tatsächlich eine Wippe. Schauen Sie sich das Schaubild an. Die Wirbelsäule stützt den Kopf annähernd unter der Mitte des Kopfes. Vergegenwärtigen Sie sich, dass die Wirbelsäule tief im Körper liegt.

Wenn wir schon einmal dabei sind, schauen Sie sich doch diesen kleinen Knochen hier an, den Sie vielleicht nie bemerkt haben, das Zungenbein. Es ist ein sehr interessanter Knochen. Er ist einer von zwei freien Knochen, die wir im Körper haben, und wird in einer Muskelschlinge gehalten. Das Zungenbein stellt eine Balance her. Es gibt Muskeln, die von den Schlüsselbeinen zum Zungenbein gehen. Auch ist der Zungengrund mit dem Zungenbein verbunden. Das zeigt uns, dass es eine Verbindung zwischen den Schultern und der Zunge gibt, so dass manchmal der Schlüssel zur Lösung verspannter Schultern darin liegt, die Zunge zu entspannen.

Übungsreihe: «Pits» - Höhlen

Setzen Sie sich jetzt bitte hin und balancieren Sie auf den Sitzhöckern. Lassen Sie den Kopf oben auf der Wirbelsäule sein Gleichgewicht finden. Bevor der Unterkiefer gelöst herabhängen kann, müssen Sie den Kopf oben auf der Wirbelsäule ruhen lassen. Stellen Sie sich daher zunächst einfach vor, wie der Kopf auf der Wirbelsäule ruht und sein Gleichgewicht findet. Dies sollte Ihnen mit der Zeit ermöglichen, den Unterkiefer wirklich hängen zu lassen. Eine Möglichkeit, die Zunge zu entspannen, besteht darin, sich den Mundboden als eine Grube oder Höhle vorzustellen. Wir könnten diesen Bereich als Halshöhle bezeichnen [«neckpit»; pit = Höhle, Grube, Graben; Wortspiel mit dem englischen Wort für Achselhöhle «armpit»]. Wenden Sie jetzt Ihre Aufmerksamkeit tatsächlich zunächst Ihren Achselhöhlen zu. Stellen Sie sich vor, dass sie nachgiebig werden und sich vertiefen. Dadurch vermeiden Sie es, die Achselhöhlen dazu zu benutzen, sich mit ihrer Hilfe zu stabilisieren. Für eine sinnvolle Organisation der Aufrichtung sollten Sie überflüssige Spannung in den Achselhöhlen weglassen. Dasselbe trifft auf den Bereich von Zunge und Hals zu. Sie sollten aufrecht bleiben mit einer weichen, tiefen Halshöhle. Lassen Sie die Zunge einfach im Mund ruhen. Man braucht die Zunge beim Essen, Kauen und beim Sprechen, aber Sie sollten die Zunge nicht benutzen, um sich aufzurichten.

Helfen wir uns ein wenig mehr mit einer anderen Halshöhle, der auf der Rückseite, die sich direkt unter der hinteren Schädelkante befindet. Ertasten Sie diese weiche Grube im Nacken und lassen Sie sie nachgiebiger und tiefer werden. Berühren Sie Ihre Kreuzbeingegend und lassen Sie die weicher und länger werden. Das wird Ihnen unter anderem helfen zu spüren, wie der Kopf auf der Wirbelsäule ruht. Schließlich, was diese Übungsreihe betrifft, hebt sich das Zungenbein mit seinem hinteren Ende, wenn es richtig ausgerichtet ist. Es folgt zu einem gewissen Grad dem Verlauf der Unterkante des Unterkiefers. Tatsächlich sieht es wie eine Miniaturausgabe des Unterkiefers aus. Wenn Sie sich vorstellen, dass das Zungenbein hinten nach oben geht, zu den Ohren, kann das ebenfalls die Zunge und den Unterkiefer entspannen.

All das, was ich Ihnen jetzt vermittele, muss ansatzweise klappen, damit das Bild, das ich Ihnen in der konstruktiven Ruhe geben werde, eine tiefe Wirkung haben kann. Dies sind Dinge, mit denen Sie sich vertraut machen müssen, um für das nächste Bild, das ich Ihnen zum Arbeiten geben werde, bereit zu sein. Das gilt für die aufrechte Haltung. Sie werden es im Liegen verstehen, weil dann die Muskeln nicht dafür verantwortlich sind, Sie aufrecht zu halten. Der Boden wird Sie unterstützen, und vieles wird leichter werden.

In der konstruktiven Ruhe: Vorstellungsbild «Hand auf der Schläfe»

Ich habe vor, ein wenig kinästhetische Übertragung zu praktizieren, was wir eben schon ein bisschen getan haben. Wir werden uns vorstellen, dass dieser Bereich hier, wo der Schläfenmuskel ist, und etwas darüber hinaus, eine Hand ist, die in der Handfläche ganz entspannt ist. Bevor Sie Ihre Hand auf die Schläfe legen, ertasten Sie ein paar Augenblicke lang die Mitte der Schläfe. Bitten Sie Ihren Partner, sich diese Stelle als die Mitte der Handfläche vorzustellen, und die Finger dieser Hand erstrecken sich über die ganze Länge zur Mittellinie oben auf den Kopf. Dann werden Sie zuschauen, wie die Finger sich entlang des Mittelscheitels auffächern (**Abb. 47**). Der Daumen kommt dabei unter das Hinterhauptbein und der kleine Finger wird über den Augenlidern hängen. Die Zwischenräume zwischen den Fingern sind geöffnet. Ich werde Sie anleiten, wie Sie die Hände benutzen sollen. Sie werden die Mitte hier berühren, wenn wir mit dem Vorstellen beginnen, dann werden wir die Mittellinie entlang des Scheitels an verschiedenen Stellen berühren. Zuerst werden wir sie in der Mitte ganz oben berühren. Wir werden mehr Finger verwenden, als eine richtige Hand hat. Wir werden mit dem Daumen zum Hinterhaupt hinuntergehen, und von der Mitte aus nach vorne werden wir Finger verwenden, die einfach über den Augenlidern hängen [zeigt die sich öffnende Hand auf dem Schläfenmuskel]. Sie sollten ein Gefühl dafür bekommen, dass dies wie ein Rollo ist, das vor einem Fenster heruntergezogen wird. Mit der Muskelkraft, die hauptsächlich von dem Schläfenmuskel erzeugt wird, kauen Sie. Wir benutzen sie auch in schädlicher Weise, um am Tage oder während der Nacht mit den Zähnen zu knirschen. Die Mittel, die ich Ihnen an die Hand gebe, können dazu beitragen,

diese Verhaltensweise zu ändern. Wir werden auf der Seite liegend arbeiten
Richten Sie Ihre Matten parallel zu den Wänden aus und legen sich auf die Seite. Nehmen Sie ein Kissen, um den Abstand zwischen der Schulter und dem Kopf auszufüllen. Suchen Sie sich einen Partner und legen Sie sich so hin, dass Ihr Rücken parallel zur Wand hinter Ihnen ist. Als Erstes werden wir die Grube, die «Höhle», im Nacken aufsuchen. Richten Sie den Kopf Ihres Partners so aus, dass er mit Becken und Wirbelsäule stimmig ausgerichtet wirkt. Er sollte nicht zu weit vom Boden weg liegen, aber auch nicht zu nah, die Halswirbelsäule sollte keine unnötige Spannung empfinden. Finden Sie nun die Grube im Nacken. Ich lege dort meinen Daumen hinein und ich drücke dort, nicht sehr fest. Ich nenne es «freundliche Überredung» , um die Nackengrube nachgiebig und tiefer werden zu lassen (**Abb. 48**).
Dann lege ich die Hand auf das Kreuzbein und erlaube ihm, nachgiebig zu werden und sich zu verlängern. Jetzt gehen wir zur Schläfe und ich möchte, dass Sie die weiche Stelle der Schläfe

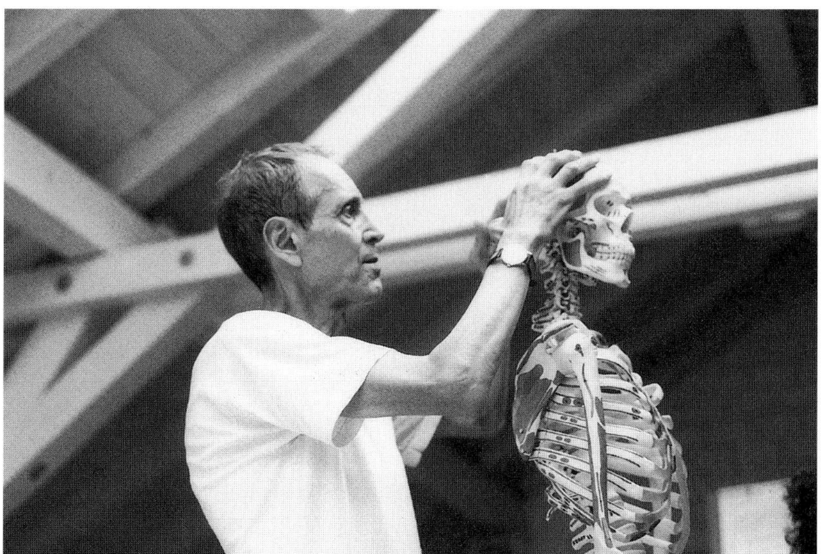

Abb. 47:
«. . . wie die Finger sich entlang des Mittelscheitels auffächern.»

finden und berühren. Während Sie die Mitte der Schläfe Ihres Partners berühren, sollten Sie und auch Ihr Partner sich eine sehr sanfte Hand vorstellen. Um diese Vorstellung zu unterstützen, berühren Sie doch einfach die Mitte der Handfläche Ihres Partners. Ihr Partner kann dann die kinästhetische Übertragung mit der Unterstützung Ihrer Berührungshilfe bewerkstelligen. Ich spüre, wie mein Partner zwischen Hand und Schläfe hin- und herfühlt, und das ist sehr gut. Wenn Sie die Hand zentrieren, zentriert sich der Schläfenmuskelbereich. Wenn Sie den Schläfenbereich zentrieren, wird sich die Hand besser zentrieren; das Eine hilft dem Anderen.
Bitten Sie Ihren Partner jetzt, sich umzudrehen, damit wir mit der anderen Seite arbeiten können. Wenn Sie sich umdrehen, achten Sie darauf, ob Sie es vermeiden können, das Gleichgewicht, was wir gerade auf der rechten Seite geschaffen haben, durcheinander

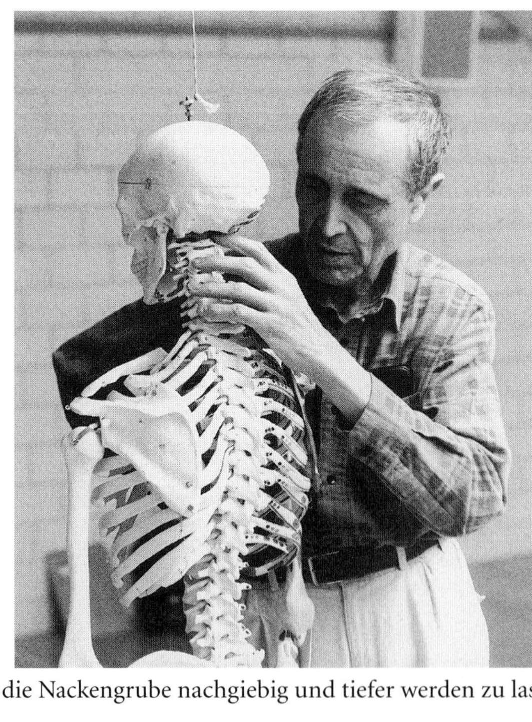

Abb. 48:
«. . . um die Nackengrube nachgiebig und tiefer werden zu lassen.»

zu bringen. Sie sollten sich bei einer Bewegung bewusst werden, ob diese Sie aus dem Gleichgewicht bringt oder nicht. Sie sollten Ihre alltäglichen Gewohnheiten, durch die Sie unausgeglichen werden, loslassen. Sie sollten lernen, ihre Bewegung im Alltag so zu gestalten, dass Sie nicht aus der Balance kommen, sondern zentriert werden.
Auf der zweiten Seite wird es schneller gehen, da sie bereits mitgearbeitet hat, während Sie die erste Seite zentrierten. Berühren Sie jetzt die Grube im Nacken und das Kreuzbein, um ein Lösen zu ermöglichen. Wir gehen zur Mitte des Schläfenknochens hier. Finden Sie die nachgiebige Stelle und lassen Sie sie sich zentrieren, wie die Hand. Wieder berühren Sie die Mitte der Handfläche. Lassen Sie die sich vertiefende Mitte der Hand und die sich vertiefende Mitte der Schläfe einander helfen, noch tiefer zu werden. Diejenigen, die gerade die Berührungshilfe bekommen haben, machen sich bitte bewusst, in welchem Maße sie jetzt zentriert sind. Kommen Sie zum Stehen. Ich lasse es offen, wie Sie das tun, aber – so gut es geht – bringen Sie dabei nicht den ausgeglichenen Zustand, den Sie gerade erreicht haben, durcheinander. Ob Sie das schaffen oder nicht, ist nicht wichtig. Es ist auf jeden Fall eine wertvolle, lehrreiche Erfahrung und es bedeutet, dass Sie sich jetzt ein sehr wirkungsvolles Mittel angeeignet haben, mit dem Sie diese Veränderungen erreichen können. Gut, kommen Sie nun vom Liegen zum Stehen, lassen Sie sich vom Körper leiten und bleiben Sie zentriert.

Kommen Sie nun in Dreiergruppen zusammen, dann werde ich Ihnen zeigen, was Sie tun müssen. Zuerst müssen Sie entscheiden, wer als Erstes die Berührungshilfe bekommt. Finden Sie Ihr Gleichgewicht auf den Oberschenkelknochen so wie immer und beugen Sie sich nach vorn, wobei Sie auf den Oberschenkelknochen wie auf einem Tisch bleiben. Es muss nicht genau gerade sein, aber behalten Sie Ihr Fundament, indem Sie auf den Oberschenkelknochen bleiben und stellen Sie sich vor, dass die Schulterblätter den Rücken hinunter gleiten. Mein Partner und ich werden jetzt Ihren Rücken beklopfen, leicht und mit lockeren Handgelenken. Gehen Sie zur Vorderseite der Arme und Beine. Nicht so stark auf dem unteren Rücken, um die Nieren nicht zu belasten, und wenn Sie zum Ende kommen, können Sie ein wenig schneller werden. Dann ist der Nächste an der Reihe – bis jeder von Ihnen beklopft worden ist. Sie können die ganze Zeit das Bild der zum Becken schwimmenden Schulterblätter benutzen, und Sie können summen, oder singen, oder pfeifen. Was immer Sie wählen, genießen Sie es.

Wenn jeder wieder steht, lassen Sie Ihr Körpergewicht auf die oberen Enden der Oberschenkelknochen fallen. Hier ist noch ein weiteres Bild für den Schultergürtel.

Der Schultergürtel ist ein locker über die Rippen gelegter Umhang. Er ist am Sternoklavikulargelenk befestigt. Geben Sie einander Berührungshilfe, auch an den Armen, die ein Teil des Umhangs sind. Die Berührungshilfe besteht also darin, der Person, die sie bekommt, den Umhang umzudrapieren und ihn glatt zu streichen; und dann legen Sie bitte den Finger auf das Sternoklavikulargelenk, wo der Umhang befestigt ist. Die Schultern hängen von dort herab. Die Schultern sind über die Rippen drapiert. Wählen Sie jemanden, der neben Ihnen steht, und geben Sie ihm oder ihr Berührungshilfe, danach wechseln Sie. Was Ihnen helfen kann, das Bild des Umhangs umzusetzen, ist, Ihr Gewicht oben auf den Oberschenkelknochen ruhen zu lassen. Wenn Sie nicht auf den Oberschenkelknochen ausbalanciert sind und das Gewicht nicht dorthin heruntergeht, können Sie «den Umhang» nicht in wirklicher Tiefe erfahren. Das will meinen, wenn Sie Ihr Gewicht nicht auf den Oberschenkelknochen ruhen lassen, halten Sie es wahrscheinlich in den Schultern fest. Wenn jeder mit seinem Partner zur beiderseitigen Zufriedenheit gearbeitet hat, nehmen Sie sich bitte einen Hocker. Erlauben Sie den Schultern, sich als Umhang über die Rippen zu legen, der am Sternoklavikulargelenk angeknöpft ist. Hier trifft dasselbe zu, was ich Ihnen über das Gewicht, das auf den Oberschenkelknochen ruht, gesagt habe: um das Bild gründlicher umsetzen zu können, müssen Sie Ihr Gewicht in die Sitzhöcker, in den Hocker gehen lassen. Das Gewicht fließt durch die Wirbelsäule in das Becken und dann über die Sitzhöcker in die Hocker auf denen Sie sitzen. Wenn Sie das nicht zulassen, werden Sie die Weiterleitung zum Teil durch Festhalten in den Schultern unterbrechen.

Einer von Ihnen hat bemerkt, dass ihm die Mittelachse bei der Arbeit mit der Schulter, die wir hier tun, sehr hilfreich ist. Das trifft genau den Punkt. Man braucht die Mittelachse. Sie profitieren davon, wenn sie während der Arbeit an den Schultern an Ihre Mittelachse denken.

Atmung

Im Zusammenhang mit der Atmung müssen wir uns auf die Definition des Haltungsmusters beziehen. Man kann nicht besser atmen, als es das jeweilige Haltungsmuster zulässt. Daher ist alles, was wir im Unterricht tun tatsächlich Arbeit an unserer Atmung. Das Haltungsmuster – Sie erinnern sich – ist definiert als die konstante und andauernde Beziehung oder Ausrichtung der Knochen in Bezug zur Mittelachse. Die Definition des idealen Haltungsmusters: *Es ist ein Muster, bei dem die Skelett-Teile so nahe an der Mittelachse balanciert sind, wie es die Struktur erlaubt, und der Körperschwerpunkt so tief ist, wie es die Struktur zulässt.* Es gibt nicht das eine Muster, das für jeden passend ist. Es ist die Beziehung Ihrer Knochen zu Ihrer Mittelachse! Darüber hinaus ist das ideale Haltungsmuster nicht statisch und nicht absolut. Sie müssen sich Balance vorstellen, keine unbewegliche Stellung. Man ist niemals völlig ohne Bewegung. Es gibt immer etwas Bewegung von der Mittelachse fort und wieder auf sie zu, auch wenn man «stillsteht», wie man so sagt. Erinnern Sie sich an die Femurwippe, bei der Sie oben auf den Oberschenkelknochen wippen. Ich hatte vor ein paar Jahren einen sehr guten Schüler, der für sich und seinen Partner einen Tanz choreographiert hatte. In der Choreographie gab es eine Sequenz, in der er ruhig dastand. Sein Partner tanzte dabei um ihn herum, und obwohl er ein guter Schüler war, beging er den Fehler, sich und seine Bewegung «einzufrieren». Daher ging ich nach dem Auftritt zu ihm und sagte ihm, was ich Ihnen gerade erzählt habe, dass er seine Präsenz auf der Bühne intensivieren könne, indem er mehr an die Balance und an das Wippen dächte. Er könne das tun anstatt die Position zu halten. Sie können auch einige der anderen Bilder verwenden, die ich Ihnen vermittelt habe. Zum Beispiel das Balancieren des Kopfes, die zu den Fersen gleitenden Schulterblätter, oder irgend eines von diesen Bildern, die sie dynamischer werden lassen.

Über den Brustkorb

In der konstruktiven Ruhe würde ich nun gerne die Rippen zentrieren. Schauen wir uns zuerst ein wenig die Struktur an.

Wie Sie hier vorne am Brustkorb sehen können, sind die Rippen indirekt über Knorpel mit dem Brustbein verbunden. Der Knorpel ist hier am Skelett durch diese dunklen Kunststoffstücke dargestellt. Der Grund für diese Knorpelverbindung ist, dass Knorpel beweglicher als Knochen ist. Das lässt eine größere Ausdehnung des Brustkorbs beim Atmen zu. An der Rückseite des Brustkorbs finden wir nun folgende Anordnung: Das Rippenköpfchen, der Anfang einer Rippe, befestigt sich bei der zweiten bis zur zehnten Rippe zwischen zwei Wirbeln und hat Verbindung zur dazwischenliegenden Bandscheibe. Das Rippenköpfchen der ersten Rippe, sowie die der elften und zwölften Rippe sind direkt auf dem entsprechenden Wirbelkörper befestigt. An das Rippenköpfchen schließt sich der Rippenhals an, dessen Ende mit dem Querfortsatz des unteren Wirbels verbunden ist. Dieser doppelte Kontakt einer Rippe mit der Wirbelsäule sorgt sowohl für Festigkeit als auch für Flexibilität. Wir entdecken diese Qualitäten, indem wir mit folgender Vorstellung arbeiten: Die Rippe sinkt in die Wirbelsäule, so wie Finger in einen Handschuh hinein gleiten.

Ich möchte Ihnen noch weiter erklären, warum dieses Bild verwendet wird. Das Gewicht der Rippen wird auf die Wirbelsäule übertragen, die es dann in das Becken ableitet. Das Becken wiederum leitet das Gewicht im Sitzen durch die Sitzhöcker auf das, worauf man jeweils sitzt, und im Stehen auf die Köpfe der Oberschenkelknochen und weiter die Beine hinunter. Wir dürfen diese Ableitung des Gewichts nicht stören. Wir sollten nicht mit Muskelkraft stören. Genauso, wie wir die Gewichtsableitung durch die Knochen nach unten in der Vertikalen nicht behindern sollten, sollten wir sie auch in der Horizontalen nicht stören. Sie könnten also diese Gewichtsübertragung in die Wirbelsäule als einen Druck auf die Wirbelsäule auffassen. So, wie Sie die Übertragung Ihres Gewichts in den Boden als Drücken auffassen können. Es ist eine Kraft. Wenn Sie es nicht glauben, legen Sie einfach Ihre Hände unter die Sitzhöcker, dann werden Sie sie fühlen. Oder Sie könnten sich einfach vorstellen, dass die Rippen gegen die Wirbelsäule drücken. In diesem Zusammenhang will ich Ihnen von einer Schülerin der Alexander-Technik erzählen. Sie war in meinem Kurs, bevor sie mit der Alexander-Technik-Ausbildung begann. Etwa drei Jahre später hat sie mit der Alexander-Technik angefangen. Sie hat mir einen Brief geschrieben und meinte: «Ist das oben Erwähnte nicht im Widerspruch zu dem weiten Rücken in der Alexander-Technik?» Ich sagte ihr, dass es dem weiten Rücken von Alexander nicht widerspricht, sondern ihn unterstützt. Denn wenn man die Rippen zentriert, löst man die Muskelspannung quer über dem Rücken, das ist dann der weite Rücken! Man nimmt keinen Streckapparat und zieht den Rücken in die Breite. Die Unterstützung der Rippen, die sich gegen die Wirbelsäule drücken erübrigt es, Spannung quer über dem Rücken zu haben. Ich bitte Sie dringend, nicht zu versuchen, den Rücken zu weiten, indem Sie ihn dehnen, sondern besser diese Rippen in die Wirbelsäule drücken zu lassen, oder in der Wirbelsäule ruhen zu lassen. Das veranlasst dann die Muskeln über dem Rücken, sich zu entspannen.

An der Peripherie, das heißt, an den Seiten der Rippen, sollten wir daran denken, dass die Rippen aufgehängt sind. Wir sollten keine Zugkräfte anwenden, um sie an den Seiten hochzuziehen. Dafür möchte ich Ihnen ein zusammenfassenden Bild geben: Stellen Sie sich vor, dass Sie eine Marionette sind, die mit einem Faden oben am Brustbein aufgehängt ist. Der Marionettenspieler ist über Ihnen. An Ihrem Steißbein hängt ein schweres Gewicht, das nach unten zieht. Dies ist ein sehr diffiziles Bild, weil manche Menschen sich im Bereich des oberen Brustkorbs anspannen, und das ist nicht das, was wir wollen. Wenn Sie getreu dem Bild verfahren und sich vorstellen, dass Sie vom oberen Ende des Brustbeines herabhängen, werden Sie dort keine Verspannung entstehen lassen; Sie werden sich einfach gestatten herabzuhängen, aber Sie werden sich vorstellen, dass das obere Brustbeinende leicht ist und ein wenig angehoben. Stellen Sie sich die Seiten der Rippen vor, wie sie nach unten hängen, wie die Äste mancher Baumarten.

Beginnen wir damit, die Rippen zu zentrieren, indem wir auf der Seite liegen und die Wirbelsäule hinuntergehen und den Schub der Rippen nachahmen, indem wir in den Winkel zwischen dem Dornfortsatz und dem Querfortsatz hineingehen. Um die erste Rippe zu finden, gleiten wir mit den Fingern an der Halswirbelsäule nach unten, bis wir an den ersten ganz langen Dornfortsatz kommen, der normalerweise der des siebten Halswirbels ist. Dort gehen wir ein bisschen weiter nach unten und sind so auf der Höhe der ersten Rippe.

In der konstruktiven Ruhe: Vorstellungsbild «Rippe sinkt in die Wirbelsäule»

Legen wir uns auf die Seite. Lassen Sie bitte Ihr Gewicht auf den seitlichen Anteilen der Rippen ruhen, das heißt, Ihre Schultern befinden sich in einer Höhe. Gehen Sie an die Rückseite Ihres Partners und gleiten Sie mit den Fingern dessen Halswirbelsäule hinunter, bis Sie den ersten langen Dornfortsatz am Hals finden. Gehen Sie ein bisschen mit dem Finger nach unten und kommen Sie auf die Oberseite der Wirbelsäule. Dort sind Sie an der Stelle, die ich Ihnen gezeigt habe, zwischen Dornfortsatz und dem Querfortsatz, mit dem die Rippe zuerst ein Gelenk bildet.
Geben Sie Berührungshilfe mit sanften Druck. Sie drücken sehr sanft und denken dabei an das Brustbein schräg gegenüber. Die Stellen, mit denen wir arbeiten, sind etwa ein bis anderthalb Zentimeter voneinander entfernt. Gehen Sie jetzt also einen guten Zentimeter weiter Richtung Becken. Sie sollten so zur zweiten Rippe kommen. Sie müssen nicht genau auf der Rippe sein, wenn Sie ein wenig daneben sind, macht das nichts. Gehen Sie einen weiteren guten Zentimeter weiter. Die Liegenden stellen sich vor, dass die Rippen in die Wirbelsäule sinken, wie Finger in einen Fingerhandschuh hinein gleiten. Machen Sie so weiter bis zur zwölften Rippe. Jetzt lösen Sie langsam die Berührungshilfe, und

Ihr Partner rollt sich auf die andere Seite. Zentrieren Sie die Rippen der anderen Seite auf dieselbe Art.
Ich möchte Ihnen eine Vorstellung mitgeben, die Sie in die Lage versetzen wird, Ihre Rippen selbst zu zentrieren. Nun wird der Boden Ihr Partner sein und wirkt auf die Rippen, auf denen Sie liegen. Stellen Sie sich vor, der Boden drückt gegen die Rippen nach oben. Dadurch sinken Ihre Rippen tiefer in die Wirbelsäule.
Rollen Sie vorsichtig auf den Rücken und rollen Sie dann wieder auf dieselbe Seite. Während Sie fühlen, wie das Gewicht von den Rippen übernommen wird, stellen Sie sich vor, dass der Boden die Rippen in die Wirbelsäule drückt. Rollen Sie sich also nun. Warten Sie eine Weile, und rollen Sie wieder auf den Rücken. Rollen Sie sich wieder auf dieselbe Seite zurück. Rollen Sie sich wieder auf den Rücken. Spüren Sie, wo Ihre Mitte ist. Rollen Sie noch zweimal zur anderen Seite, aber machen Sie die Pause nach Ihrem eigenen Zeitgefühl, also rollen Sie einmal und kommen zurück auf den Rücken und dann rollen Sie ein zweites Mal. Nachdem Sie das zweite Mal gerollt sind und sich so lange ausgeruht haben, wie Sie wollten, kommen Sie auf Knie und Hände, setzen Sie sich auf die Fersen, erspüren Sie die Tiefe der Falten an den Hüftbeugen und legen Sie Ihren Rumpf auf die Oberschenkelknochen. Machen Sie diese Bewegung, wenn Sie so weit sind.
Im Stehen: Gehen Sie zu Ihrem Partner und berühren Sie ihn in den Achselhöhlen. Im Bereich der Achselhöhlen werden Sie sich vorstellen, wie sie nachgiebig werden und wie die Seiten der Rippen aus den Achselhöhlen heraus nach unten fallen, sie fließen an den Körperseiten herunter (**Abb. 49**). Sie nehmen den großen Trochanter mit und schmelzen nach unten zu den Außenseiten der Füße.
Wiederholen wir das noch einmal. Gehen Sie in die Achselhöhlen, lassen Sie sie weicher werden und lösen Sie die Rippen aus den Achselhöhlen. Die fallen an den Seiten herunter, verbinden sich mit den herunterschmelzenden großen Trochantern, den ganzen Weg bis zu den Fußaußenkanten nach unten. Sie können sich vorstellen, wie das geschieht, während Sie ein paar der Femurwippen machen.
Wiederholen wir noch einmal das Bild vom Marionettenspieler. Berühren Sie Ihren Partner am Manubrium (Brustbeinhandgriff) und am Rücken. Stellen Sie sich vor, dass Sie eine Marionette sind,

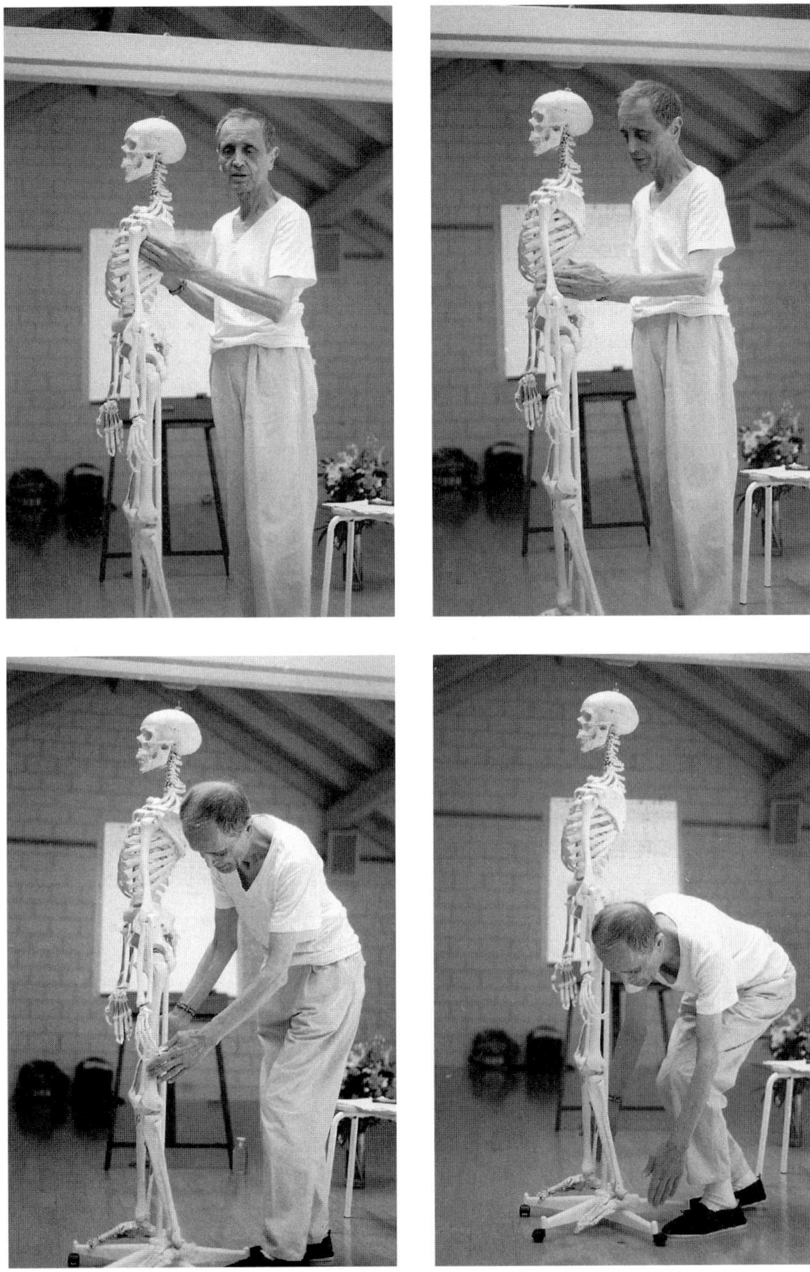

Abb. 49:
«Im Bereich der Achselhöhlen werden Sie sich vorstellen, wie sie nachgiebig werden und wie die Seiten der Rippen aus den Achselhöhlen heraus nach unten fallen, sie fließen an den Körperseiten herunter.»

die am Manubrium aufgehängt ist. Gleichzeitig ist hinten, am Steißbein, ein sehr schweres Gewicht festgemacht. Hier ist es nun wichtig, den Aufbau des Bildes zu berücksichtigen. Zwischen der Unterstützung vorne und diesem schweren Gewicht hinten ist ein Abstand. Ich möchte Ihnen die Zugachse und die Druckachse in Erinnerung rufen. Die Zugachse stellt die Gesamtheit aller Zugkräfte dar, d.h. der Muskelkraft an der Körpervorderseite, bis hin zu der mittleren Frontalebene. Das ist die Ebene, die durch die Mittelachse geht und den Körper in eine vordere und eine hintere Hälfte teilt. Wenn Sie sich auf die Zugkräfte und die Druckkräfte, die durch den Körper gehen, konzentrieren, müssen Sie immer einen kleinen Abstand zwischen den beiden haben.
Sie können nicht in derselben Ebene sein, weil man nicht die Druckkräfte in die Erde ableiten kann und gleichzeitig in derselben Ebene die Zugkräfte sie wieder hochziehen lassen kann. Deswegen möchte ich nicht, dass Sie die Muskeln am Rücken benutzen, um das Gewicht hochzuziehen, da Sie ja schon die Unterstützung durch die Druckglieder der Wirbelknochen haben. Sie sollten also erreichen, dass die Muskeln sich lösen, mit denen wir irrtümlich nach oben ziehen. Geben Sie dem Gewicht die Möglichkeit, sich von der Wirbelsäule tragen zu lassen. Das entlastet die Muskeln an der Rückseite, so dass sie andere Aufgaben übernehmen können, nämlich vor allem, die Wirbelsäule zu verlängern. Zum Beispiel wird sich jedes Mal, wenn Sie einatmen, die Wirbelsäule verlängern, vorausgesetzt, Sie haben eine gute Atmung. Wenn Sie aber mit den Muskeln dort hinten Gewicht fest halten, stehen sie nicht mehr für die Atemkraft zur Verfügung.
Der Zug nach oben auf der Vorderseite sollte immer von einem entsprechenden Längerwerden im Rücken begleitet sein. Hören Sie jetzt mit der Berührungshilfe auf. Ich möchte, dass jeder, mit dem gerade gearbeitet worden ist, den Arm nach oben ausstreckt. Während Sie den Arm ausstrecken, stellen Sie sich das untere Ende der Wirbelsäule wie eine Hand vor, die sich zum Boden ausstreckt. Sie wollen, dass die Wirbelsäule sich zum Boden hin ausstreckt, so wie Ihre Hand sich nach oben ausstreckt. Machen Sie sich dieses Prinzip von «vorne nach oben» und «hinten nach unten» spürend bewusst. Überprüfen Sie bitte alle, ob Sie noch senkrecht stehen; Sie sollten sich nicht hinter die Mittelachse zurücklehnen. Sie sollten senkrecht bleiben.

Im Sitzen: Mit Hilfe des Kopfes den Rücken längen

Setzen wir uns auf die Hocker. Nehmen wir uns den Kopf vor und das Balancieren des Kopfes auf der Wirbelsäule. Denken Sie sich den Kopf als eine Melone oder auch als eine große Pampelmuse. Schieben Sie die mittlere Frontalebene durch den Körper, den Kopf eingeschlossen, die den Kopf dann in eine vordere und eine hintere Hälfte teilt. Noch einmal, die mittlere Frontalebene ist die Ebene, die durch die Mittelachse und quer durch den Körper von einer Seite zur anderen geht.

Folgendes ist geschehen: die Hälfte des Kopfes hinter der Ebene ist nach unten gerutscht, in den Halsbereich, und wir müssen nun diese hintere Hälfte, die nach unten gerutscht ist, wieder hinaufbringen, damit der Kopf wieder ganz wird. Sie können, wenn Sie wollen, dann damit noch höher hinauf gehen. Erinnern Sie sich daran, dass wir uns den Kopf als eine runde Melone vorstellen. Beginnen Sie dort, wo die hintere Hälfte hingerutscht ist, am Hals. Beginnen Sie dort mit der Hand den Hals und den Hinterkopf hinauf zu streichen. Das ist der eine Teil, und der andere ist, unten an den Schädelknochen anzusetzen und den Kopf ein klein wenig nach oben zu ziehen. Das muss davon begleitet sein, dass die hintere Hälfte des Beckens zu den Fersen hinuntergleitet. Immer, wenn Sie das Vorstellungsbild einsetzen, bei dem die hintere Kopfhälfte sich nach oben bewegt, müssen Sie das damit ausgleichen, dass sich die Wirbelsäule nach unten verlängert. Angefangen in Höhe der Schulter bis hinunter zur Rückseite des Beckens, die zu den Fersen hinunter gleitet.

In der konstruktiven Ruhe: Vorstellungsbild «der Kopf als Melone»

Begeben Sie sich in die konstruktive Ruhelage. Denken Sie sich die hintere Beckenhälfte zu den Fersen nach unten gleitend und die hintere Kopfhälfte aus dem Halsbereich heraus nach oben gleitend. Nehmen Sie das als Ausgangspunkt, ein Gespür dafür zu entwickeln, dass zwischen dem Hinterkopf und der Beckenrückseite mehr Abstand sein kann. Lassen Sie jetzt die Ausatmung bis zu den Fersen hinuntergehen. Darin ist nichts Logisches, versuchen Sie also nicht, das mit dem analytischen Verstand anzugehen. Was auch immer für eine Bedeutung dies für Sie hat, stellen Sie es sich einfach vor, beschließen Sie, die Ausatmung bis zu den Fersen gehen zu lassen. Wieder, stellen Sie sich vor, dass die hintere Kopfhälfte zu der Wand über Ihrem Kopf und die hintere Beckenhälfte zu der Wand unter

Ihren Füßen gleitet. Sie können diese beiden Bilder abwechseln lassen und Sie können auch daran denken, dass die Oberschenkelköpfe in die Hüftgelenkspfannen hinein fallen.
Rollen Sie sich jetzt auf die Seite und nehmen Sie die Bänder von den Beinen ab. Nachdem Sie das getan haben, rollen Sie sich auf den Rücken und richten Sie sich mit Hilfe des Bildes von der Rückseite des Beckens, die nach unten gleitet und der Rückseite des Kopfes, die nach oben gleitet, aus. Sie werden sich nicht vollständig ausrichten können, da Sie noch nicht genug damit gearbeitet haben. Aber wenn Sie ein wenig ausgerichtet sind, rollen Sie ein paar Mal auf die eine Seite und dann ein paar Mal auf die andere Seite. Wenn Sie zweimal oder dreimal auf die Seiten gerollt sind, stehen Sie auf, wie immer Sie wollen. Stellen Sie sich das Bild vor, bei dem Sie oben auf den Enden der Oberschenkelknochen balancieren. Nehmen Sie dann eine Hand nach der anderen und gleiten Sie mit den Fingerspitzen auf der Mittellinie vorne nach oben. Dabei denken Sie vor der Wirbelsäule nach oben und an der Rückseite herunter. Dann heben Sie die Arme Richtung Raumdecke. Wie hoch Sie die Arme ausstrecken, ist Ihnen überlassen. Anstatt den Rücken hochzuziehen, denken Sie daran, den Rücken hinunter länger zu werden. Spitzen Sie die Lippen, als ob Sie einen Strohhalm damit hielten und lassen Sie die Luft durch den vorgestellten Strohhalm herausströmen. Sie müssen wirklich die Lippen bewegen, sie um den imaginären Strohhalm runden. Und während Sie die Luft durch den imaginären Strohhalm herausströmen lassen, lassen Sie die Schulterblätter zu den Fersen hinuntergleiten. Am Ende der Ausatmung, wenn alle Luft draußen ist, lassen Sie die Arme mit einem Mal herunterfallen. Bei jedem wird das anders sein, beginnen Sie also, die Luft herausströmen zu lassen. Ohne sich in den Ellbogen anzustrengen, gleiten Sie mit den Schulterblättern die Rippen hinauf und lassen Sie sie wieder fallen. Noch einmal, ohne die Ellbogen anzuspannen, gleiten Sie mit den Schulterblättern auf den Rippen nach oben und lassen Sie sie dann fallen.

Nun sind Sie so weit, dass Sie wieder in die harte, fordernde Welt hinausgehen können. Ich danke Ihnen für einen sehr produktiven Tag. Wir sehen uns morgen.

Überraschen Sie Ihr Nervensystem. Zweiter Tag des Aufbauseminars

Um Ihr Nervensystem wach und kreativ zu erhalten, und um zu verhindern, dass es unbeweglich wird, können Sie entweder die gewohnte Umgebung verlassen, oder das Verhältnis zur Umgebung verändern. Und überraschen Sie das Nervensystem! Ich habe einmal an einem Workshop mit dem Neuropsychologen Robert Ornstein teilgenommen. Während diese Workshops hat er fast eine Stunde lang Beispiele von Trugschlüssen vorgelesen. Es waren unbeabsichtigt zustande gekommene Trugschlüsse, die Dr. Ornstein aus Zeitungsartikeln gesammelt hatte. Nachdem er uns etwa eine halbe Stunde lang diese unsinnigen Folgerungen vorgelesen hatte, habe ich ihn gefragt: «Was machen Sie da eigentlich?» Er hat gesagt: «André, ich versuche, Ihr Nervensystem aufzurütteln.» Rütteln Sie Ihr Nervensystem auf. Machen Sie jeden Tag etwas anderes, eine neue Bewegung. Nehmen Sie einen anderen Weg zur Arbeit oder nach Hause. Tun Sie etwas, was Sie immer auf die lange Bank geschoben haben, und gehen Sie einmal (besser zweimal) in der Woche in eine Umgebung, die anders ist, als die, in der Sie wohnen.

Einer der Vorteile der konstruktiven Ruhelage, zusätzlich zu den grundlegenden Punkten, besteht darin, dass es eine ungewöhnliche Lage ist.

Eine andere Art, «das Nervensystem aufzurütteln» besteht darin, die Stellen, wo man fest hält, zu beklopfen. Das ist ein Mittel, das in Verbindung mit unseren Vorstellungsbildern sehr wirkungsvoll sein kann.

Eine weitere Hilfe, wenn der Tag lang wird und man anfängt, sich lustlos zu fühlen und einem das Gesicht schwer wird, kann es sein, an ein Waschbecken zu gehen und sich abwechselnd erst warmes und dann kaltes Wasser ins Gesicht zu spritzen. Das fördert die Durchblutung von Gesicht und Kopf. Man fühlt sich dann erfrischt und sieht auch so aus. Zusätzlich regen Sie einmal im Laufe des Tages die Haut am ganzen Körper an. Man kann dazu entweder eine Bürste nehmen oder einfach einen feuchten Waschlappen, der nicht zu weich sein darf. Das sollte man mindestens einmal am Tag machen. Dafür braucht man nicht viel Zeit. Das kann ein Bestandteil der Morgentoilette werden, und man sollte es energisch ausführen.

Zusammenfassung verschiedener Vorstellungsbilder

Jetzt kommen wir noch einmal auf die Mittelachse zurück. Stellen Sie sich hin. Ich möchte Sie an etwas erinnern, was ich am ersten Tag des Wochenendes erwähnt habe. Diese Mittelachse ist eine imaginäre Lotlinie. Sie hat einen Bezug zur Wirbelsäule. Bei einer guten Ausrichtung geht sie durch die vorderen Teile der Lendenwirbelsäule und der Halswirbelsäule. Sie wird in der Bewegungslehre die Schwerkraftlinie genannt. Ich habe schon erwähnt, dass sie durch den Körperschwerpunkt geht, der sich etwas vor dem oberen Teil des Kreuzbeins befindet. Geben wir uns noch einmal gegenseitig die Berührungshilfe, bei der Sie den Partner vorne und hinten an verschiedenen Stellen berühren. Dann bleiben Sie mit der Berührungshilfe an Ort und Stelle. Sie können anfangen, sich vorzustellen, wie die Vorder- und Rückseite des Körpers aufeinander zu gehen, mit der Mittelachse zwischen sich. Suchen Sie sich einen Partner, tun Sie erst einmal das, und dann werde ich Ihnen weitere Anweisungen geben.
Finden Sie die Mittelachse, eingebettet zwischen der Vorder- und der Rückseite, wie in einem Sandwich. Während Sie die Achse zwischen den beiden Toastscheiben lokalisieren, stellen Sie sich vor, dass sie vorne am Sandwich nach oben gleitet, während der hintere Teil des Sandwich nach unten geht. Hier ist ein noch klareres Bild, für dieselbe Sache. Haben wir irgendwo einen Schal? Der ganze Körper, der die Mittelachse umgibt, ist von den Schultern an über sie drapiert. Daher geben wir folgende Berührungshilfe: von den Schultern den ganzen Körper hinunter nach unten. Der Körper ist um die Mittelachse, die sich nach oben bewegt, herumgelegt. Wenn Sie das beendet haben, lassen Sie sich von Ihrem Partner dieselbe Berührungshilfe geben.
Schaffen wir jetzt ein wenig Platz, denn ich möchte diese Bildvorstellungen, mit denen wir gerade gearbeitet haben, mit Bewegung verbinden. Dann möchte ich, dass Sie sich auf der Stelle gehend um 360° drehen. Erlauben Sie den Knien und den Hüftgelenken, sich zu beugen, während Sie auf der Stelle gehen. Vergessen Sie nicht, dass der Körper über die Mittelachse gehängt ist. Sie können sich zwei oder dreimal in die eine Richtung drehen, und dann probieren Sie die andere Richtung aus. Ruhen Sie sich jetzt einen Moment aus. Die Idee des Ganzen ist, dass Sie sich um die Achse drehen. Sie be-

wegen die Achse nicht durch den Raum, sondern Sie drehen sich auf ein und derselben Stelle. Wenn Sie also einen Kreis um Ihre Füße malen würden, blieben die Füße in dem Kreis. Probieren Sie noch einmal eine Drehung in jede Richtung. Das ist der Anfang einer Drehung im Tanz. Diejenigen von Ihnen, die sich mit Tanz befassen, sollten das beherrschen, bevor Sie sich mit komplizierteren Drehungen befassen.

Wir werden jetzt die Achse im Raum bewegen, indem wir herumgehen. Bevor wir damit beginnen, möchte ich zwischen der Wirklichkeit und der Vorstellung unterscheiden. Jedes Mal, wenn man einen Schritt macht und das Gewicht auf das vordere Bein verlagert, wandert der Körperschwerpunkt zum Standbein und mit ihm natürlich die Mittelachse. Sie verlagert sich mit jedem Schritt und wandert zum anderen Standbein, wenn man den nächsten Schritt macht. Trotzdem, stellen Sie sich nicht vor, dass die Achse von einer Seite zur anderen geht, obwohl sie es in Wirklichkeit tut. Stellen Sie sich die Mittelachse als Ihr Innerstes vor, als das, was Sie ausmacht und die Peripherie des Körpers als einen Schatten. Wenn man das Bild so gestaltet, hilft das, den Körper näher an die Mittelachse zu bringen und das seitliche Schwanken gering zu halten. Sie stellen sich das Außen, den Schatten, wie ich es genannt habe, von der Schulter abwärts über die Mittelachse drapiert vor. Gehen Sie herum, experimentieren Sie und spüren Sie, ob Sie das wahrnehmen können. Betrachten Sie die Achse, wie sie sich durch den Raum bewegt. Verweilen Sie, wo immer Sie sich gerade befinden, und dann verbinden wir die beiden Dinge, die wir gerade getan haben. Wir werden das mit dem Drehen verbinden. Drehen Sie sich einmal im Kreis herum und gehen Sie dann los. Ehe wir anfangen, lassen Sie mich noch etwas dazu sagen. Seien Sie sich des Übergangs vom Kreisen zum Vorwärtsgehen sehr bewusst. Ich drehe mich jetzt einmal eine Vierteldrehung und werde dann losgehen. Ich möchte nicht anhalten, nachdem ich mit dem Umdrehen fertig bin, und dann erst losgehen. Sondern, sobald ich das Umdrehen abschließe, gehe ich direkt dazu über, geradeaus vorwärts zu gehen. Ich möchte das deshalb so, weil ich möchte, dass Sie sich darin schulen, bei jeder Richtungsänderung schnell und klar auf die Richtung des Wechsels konzentriert zu sein.

Erinnern Sie sich daran, dass ich Ihnen einige der willentlichen Aspekte der Bewegung genannt habe? Das Ziel der Bewegung, der

Beginn, das Ende, die Richtung, der Aufwand, die Geschwindigkeit und der Umfang. Der nicht willentliche Aspekt, über den ich so viel gesprochen habe, ist das muskuläre Muster. Das ist der Verbund von Muskeln, der die gewünschten Ziele der Bewegung erreicht. Das ist nicht dem Willen unterworfen, es ist eine Funktion des Nervensystems. Zu den Bewegungszielen, die willentlich sind, ist zu sagen, dass sie nicht nur willentlich sein dürfen, sondern sein müssen. Das ist deshalb so, weil das Nervensystem auf Ihre Absichten hinsichtlich dieser Ziele reagiert, wenn es das muskuläre Muster organisiert. Es reagiert darauf, wie klar und deutlich Ihre Absicht in Bezug auf diese Ziele ist, wenn Sie mit der Bewegung beginnen. Üben Sie das jetzt, jeder für sich und in seinem eigenen Tempo. Wenn Sie dann geübt haben, aus dem Drehen noch vorne zu gehen, probieren Sie, rückwärts zu gehen. Sie können das in unterschiedlichen Geschwindigkeiten versuchen. Noch eins, bevor wir eine Pause machen. Wiederholen Sie noch einmal folgende Art, sich die Achse vorzustellen. Wenn Sie sich beugen, stellen Sie sich vor, dass die Achse sich beugt und dass der Körper, der sich um die Achse herum gelegt hat, ihr folgt. Nicht, dass Sie den Körper beugen, obwohl Sie das natürlich tun. Sondern stellen Sie sich vor, dass die Achse sich beugt und den Körper mitnimmt. Probieren Sie das für sich.

Ehe wir uns gegenseitig Berührungshilfe geben, werde ich Sie noch einmal zu der grundlegenden Vorstellung zurückführen, bei der der Kopf mit seinen eigenen kleinen Sitzhöckern (den Okzipitalhöckern) oben auf der Wirbelsäule ruht. Wir haben den Kopf oben auf der Wirbelsäule so ausbalanciert, dass er sich zwischen den Sitzhöckern des Beckens befindet. Wir werden uns das von der Seite ansehen und werden diese Ebene, die mittlere Frontalebene, quer durch die Mittelachse legen, mit der Sie gearbeitet haben. Die Ebene teilt den Körper in eine vordere und eine hintere Hälfte, Kopf und Becken eingeschlossen. Da ist etwas mit der hinteren Hälfte des Kopfes passiert, das wir wieder in Ordnung bringen wollen. Bei vielen von uns ist der hintere Teil des Kopfes in den Nacken- oder Halsbereich hinunter gerutscht. Wir wollen uns mittels Imagination, Absicht, Wünschen, Einstellung vorstellen, dass er wieder hinauf gleitet, damit der Kopf wieder ganz wird. Wenn Sie diesen Teil des gerade beschriebenen Vorgangs nutzen, müssen Sie das mit der Vorstellung verbinden, dass die hintere Hälfte des Beckens zu den Fersen hinuntergleitet. Tatsächlich gleitet alles von der Höhe der

Schulter an – wenn Sie es genau haben wollen, vom siebten Halswirbel an – abwärts, löst sich nach unten, verlängert sich nach unten, so, wie sich alles vom siebten Halswirbel an aufwärts nach oben bewegt. Jetzt ist das Problem, dass wir wirklich den hinteren Teil des Schädels ein wenig nach oben ziehen werden, und dass Sie gleich, wenn ich Sie bitten werde, das an sich selbst zu tun, fühlen werden, wie der Rücken und die Schultern nach oben gezogen werden. Sie sollten sich davon nicht verleiten lassen, den Rücken und die Schultern hochzuhalten. Stattdessen sollten Sie das tun, was wir gerade getan haben, um sich vorzubereiten; die Schultern werden nach unten gleiten und der Rücken verlängert sich nach unten, auf diese Art sollten Sie es sich vorstellen. Von den Schultern an abwärts löst sich alles im Rücken nach unten, geradewegs durch die Fersen; und natürlich werden Sie sich vorstellen, dass die rückwärtige Hälfte des Kopfes aus dem Halsbereich hinaus nach oben gleitet. Das ist dann im Wesentlichen das erste Vorstellungsbild, das ich Ihnen im ersten Workshop vermittelt habe. Sie erinnern sich an das Bild des Anzugs. Die Anzugjacke hatte lauter Querfalten, die wir nach unten ausgeglättet haben. Dann war das Hemd unter der Jacke, dessen Kragen ganz zerknüllt und in die Jacke hinein geschoben war. Wir haben die Falten im Kragen nach oben glatt gestrichen. Das war eine andere Variante. Ich habe Ihnen häufig gesagt, alles ist schon in der ersten Lektion enthalten, aber sich das auf eine etwas andere Art vorzustellen, kann einem helfen, zu der dahinter liegenden Wirklichkeit und Erfahrung zu gelangen.

Suchen Sie sich einen Partner, er kann sitzen oder stehen, ganz wie er möchte, und Sie werden den Nacken und Hinterkopf nach oben ausstreichen und dann den Rücken hinunter streichen. Wenn sie sitzen, gehen Sie bis zu den Sitzhöckern, wenn sie stehen, gehen Sie mit der Berührungshilfe bis zu den Fersen hinunter. Wenn Sie damit fertig sind, fassen Sie den Schädel hier hinten und heben ihn sanft an. Ihr Partner kann die Vorstellung verwenden, dass die Kopfhälfte aus dem Hals heraus nach oben gleitet. Sie können Ihre Hand auf die Beckenrückseite legen und mit der Berührungshilfe andeuten, dass sie sich in die entgegengesetzte Richtung bewegt. Ein gutes, kurzes Gesamtbild, das Sie mehrmals am Tag vertiefen können, ist, dass sich der Abstand zwischen der Beckenrückseite und dem Hinterkopf hinter der mittleren Frontalebene ständig vergrößert. Das ist ein kleines, kurzes, prägnantes Bild, das Ihnen gut tun kann. Man braucht nicht länger als vier oder fünf Sekunden, mehrmals im Verlauf des Tages, um es sich vorzustellen. Sehen Sie, um mit dieser Arbeit wirklich voranzukommen, ist es am besten, die Erfahrungen, die Sie in den Workshops machen, aufzugreifen und sie in Gang zu halten. Wenden Sie sie ein paar Mal während des Tages an. Man neigt dazu, sich zu sagen: «Ich habe jetzt gerade nicht so viel Zeit damit zu arbeiten, daher warte ich bis zu einem Zeitpunkt, an dem ich mich dem stundenlang widmen kann.» Man wird die Zeit nie haben, sie kommt nie. Machen Sie es sich daher einfach zur Gewohnheit, immer mal wieder an etwas zu denken, das Sie kurz wieder mit dieser Arbeit verbindet. Wie ich gerade gesagt habe, die hintere Hälfte des Kopfes entfernt sich zunehmend vom Becken und die hintere Hälfte des Beckens bewegt sich von dem Hinterkopf fort. Das sind viele kleine Möglichkeiten, mit denen Sie die Zeit nutzen können. Suchen Sie sich also einen Partner und beginnen Sie am Becken und gehen Sie dann zum Kopf.

In der konstruktiven Ruhe: Vorstellungsbild «bewegte Kappe»

Lassen Sie die hintere Hälfte des Kopfes aus dem Nacken heraus nach oben gleiten (**Abb. 50**). Stellen Sie sich dann vor, dass Sie eine kleine Kappe auf dem Hinterkopf haben, und beobachten Sie, wie diese Kappe nach oben über den Scheitel und auf die Stirn gleitet. Dann stellen Sie sich vor, dass Sie eine Gesichtsmaske tragen – an dieser Stelle sollten wir die Kopfposition überdenken. Falls das Gesicht nicht schon parallel zum Boden ist, stellen Sie sich vor als wäre es so, und wenn wir unserem Partner die Berührungshilfe geben, können wir seinen Kopf angleichen. Stellen Sie sich vor, dass die Gesichtsmaske vom Gesicht gezogen wird, aber ehe Sie mit dem Herunterziehen beginnen, denken Sie sich das Gesicht parallel zum Boden und helfen Sie, den Kopf auszurichten. Gehen Sie zum Becken hinunter und gleiten Sie mit den Handflächen hinten am Becken zu den Fersen hinunter. Wenn Sie diese bewegte Berührungshilfe zwei oder dreimal ausgeführt haben, gehen Sie nach hinten zum Beckenkamm und bleiben Sie dort mit einer

stationären Berührungshilfe, indem Sie die Beckenrückseite nach unten ziehen. Danach können Sie zur Schädelkappe und dann zur Gesichtsmaske übergehen.
Die Gesichtsmaske ist ganz einfach: benutzen Sie die Handfläche streichen Sie mit einer ganz leichten Berührung von der Stirn zum Kinn. Wenn Sie dann die Gesichtsmaske ein paar Mal gemacht haben, geben Sie Ihrem Partner Zeit, das zu verarbeiten. Dann nehmen Sie ihm die Bänder von den Knien. Diejenigen von Ihnen, mit denen gerade gearbeitet worden ist, haben jetzt durch die Arbeit einen bestimmten Grad von Bewusstheit für Balance oder Zentrierung. Ich bitte Sie jetzt, zum Stehen zu kommen und zu versuchen, diese Balance zu bewahren, nicht daran fest zu halten, sondern zu versuchen, sich so zu bewegen, dass Sie zum Stehen kommen können, ohne die Balance zu verlieren. Folgen Sie einfach den Hinweisen Ihres Körpers darauf, wie Sie in der Bewegung die Balance bewahren können. Folgen Sie in erster Linie Ihrem Gefühl,

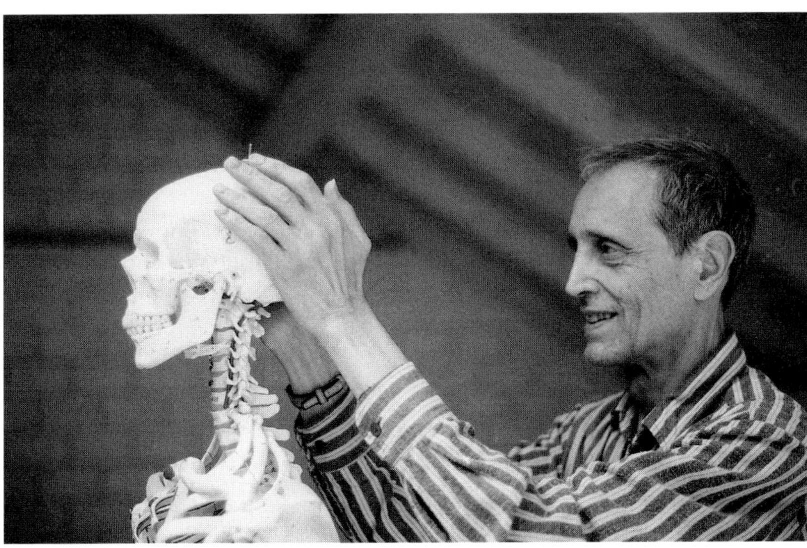

Abb. 50:
«Lassen Sie die hintere Hälfte des Kopfes aus dem Nacken heraus nach oben gleiten.»

nicht dem was ich oder jemand anderes Ihnen beigebracht hat. Wenn Sie bereit sind, kommen Sie zum Stehen. Wenn Sie in den Stand kommen, können Sie Ihr Gleichgewicht auf den Oberschenkelköpfen finden und sich das Gesicht parallel zu der Wand vor Ihnen denken. Das wird es Ihnen leichter machen, die Balance des Kopfes zu finden, die wir eben gelernt haben: Der Kopf balanciert auf seinen Sitzhöckern. Auch die Ausgewogenheit der Augen wird sich einstellen, und Sie können geradeaus nach vorne schauen, nicht nach oben oder nach unten.

Die Höhe, in der sich das Brustbein befinden sollte, ist nicht immer gleich. Sie ändert sich, je nachdem wie stark sie körperlich und emotional gerade beansprucht sind. Das Brustbein wird höher sein, wenn Sie gerade körperlich oder emotional sehr aktiv sind. Bleiben Sie menschlich. Sie müssen Ihrem Körper erlauben, auf das zu reagieren, was Sie gerade tun. Es gab einen sehr berühmten Schauspiellehrer namens Michael Tschechow. Er war der Neffe des berühmten russischen Schriftstellers Anton Tschechow. Er hat eine Schauspieltechnik unterrichtet, in der er körperbezogene Vorstellungsbilder verwendete. Er verwendete diese Vorstellungen, um die Ausrichtung des Skeletts, das Haltungsmuster zu verändern. Seine und auch meine Theorie ist, dass der menschliche Charakter häufig in einer Abweichung vom idealen Haltungsmuster seinen Ausdruck findet. Ein ausgeprägter Charakter ist meiner Meinung nach oft Ausdruck einer Neurose. Wenn man sehr gut zentriert, sehr ausgeglichen ist, ist man meist kein sehr interessanter Charakter. Michael wusste das, er war brillant. Er ließ Menschen Bilder benutzen, um das Haltungsmuster zu verzerren. Das gehörte zu Tschechows Vorgehensweise, um Charaktere herauszuarbeiten.

Ich habe diese Dinge erwähnt, weil ich es vermeiden möchte, Ihnen eine Art unveränderliches Rezept oder festgelegtes Muster oder Haltung zu vermitteln. Ich möchte, dass Sie in sich hineinspüren lernen, um erkennen zu können, was mit Ihrem Haltungsmuster geschieht. Sie sollten sich angstfrei vom idealen Haltungsmuster weg und wieder hin bewegen dürfen. Ich erkläre meinen Tänzern in New York, die ich genau so unterrichte, wie ich Sie unterrichte: «Ich möchte keinen Schüler in ‚korrekter' Körperhaltung sehen, wenn ich Sie bei einem Auftritt auf der Bühne beobachte. Ich möchte Sie tanzen sehen, sehen, wie Sie Ihre Absicht umsetzen. Die ist nicht, eine perfekte Haltung zu haben, sondern das umzusetzen, was Sie im Tanz darstellen wollen. Ich möchte sehen, wie Ihr Körper auf das, was Sie mit dem Tanz vermitteln wollen, reagiert.» Noch einmal, ich glaube, das Wichtigste in der Kunst ist es, menschlich zu sein. Das Talent eines Künstlers besteht darin, fähig zu sein, ein menschliches Moment wahrhaftig in seiner Kunstform auszudrücken. Wenn man ein Bewegungskünstler ist, ein Tänzer oder ein Schauspieler, kann man dieses menschliche Moment nicht erschaffen, wenn man beim Auftritt gute Haltung übt.

Atmung

Sprechen wir nochmals über die Atmung. Man kann nicht besser atmen, als es das jeweilige Haltungsmuster zulässt. Wenn Sie also eine bessere Verbindung mit Ihrem Atem bekommen und mit Ihrem Körper insgesamt, werden Sie sehen können, wie Verformungen, die Sie in der strukturellen Ausrichtung bewirken, den Atem behindern. Vor diesem Hintergrund ist mein Ansatz in der Arbeit mit dem Atem, die Behinderung, die wir geschaffen haben, aufzulösen, und nicht, Ihnen beizubringen, in einer bestimmten Art und Weise zu atmen. Der Körper beherrscht das Atmen schon.

Was ist der Grund für das Atmen? Es ist dafür da, mehr Luft in den Körper zu bringen, in den Brustkorb, den äußeren Behälter, und in den inneren Behälter, die Lungen, damit der Körper den Sauerstoff aus der Luft entnehmen kann und ihn durch den Blutstrom zu den Zellen bringen kann. Die Luft enthält also im wesentlichen Nahrung. Im Laufe der Jahrtausende hat sich ein interessantes Phänomen entwickelt, dass sich nämlich der Sauerstoffgehalt der Luft um die Hälfte reduziert hat; von der Vorzeit bis heute. Sogar während der letzten fünfzig oder sechzig Jahre hat es einen Rückgang von etwa fünfzehn Prozent gegeben, die in der Gesamtreduktion von fünfzig Prozent enthalten sind. Ich erwähne das, weil es immer wichtiger wird, effizient zu atmen. Die Japaner haben, so viel ich weiß, kleine Stationen, verstreut in den großen Städten, wo man hingehen und eine kräftige Dosis Sauerstoff einatmen kann - so, wie man sein Auto auftankt. Das Mittel, mit dem der Körper mehr Luft in sich hineinbringt, besteht darin, den Behälter, den Brustkorb, beim Einatmen zu vergrößern. Und zusätzlich zur Vergrößerung des Behälters durch Ausdehnung gibt es das so genannte Zwerchfell, das sich im Bereich der sechs unteren Rippen befindet. Es ist kuppelförmig, Todd hat es als einen schräggestellten Pilz beschrieben. Es ist auf der rechten Seite höher, da die Leber, die sich rechts darunter befindet, größer ist als der Magen auf der linken Seite.

Während des Einatmens dehnt sich der Brustkorb aus und schafft dabei einen größeren Raum; das Zwerchfell zieht sich nach unten zusammen und schafft ebenfalls mehr Raum. Dann, in der zweiten Phase der Atmung, der Ausatmung, entspannen sich die Muskeln, die den Brustkorb ausgedehnt und das Brustbein angehoben haben, ein wenig, so dass der Brustkorb rund um die Mittelachse schmaler wird und ein wenig von dort, wohin er sich beim Einatmen gehoben hatte, heruntersinkt.

Das Bild von der Ausdehnung und dem Zusammenziehen des Brustkorbs ist wie das eines Regenschirms. Er öffnet sich beim Einatmen und legt sich beim Ausatmen um die Mittelachse zusammen. Der Stock des Regenschirms ist die Mittelachse. Derweil entspannt sich das Zwerchfell, welches ein sehr faseriger Muskel ist. Aufgrund der Elastizität seines Gewebes kehrt es wieder nach oben zurück, dorthin, wo es vor dem Einatmen war. Das Bild für die Zwerchfelltätigkeit ist das klassische von Sweigard: ein Kolben, der beim Einatmen in einem Zylinder nach unten geht und dann beim Ausatmen wieder nach oben kommt.

Teilnehmer: Warum ein Kolben?

Weil der das Zwerchfell symbolisiert, das sich nach unten bewegt. Vielleicht ist es klarer, wenn ich Ihnen mein Bild dafür sage. Sie können sich die Mittelachse als ein Thermometer vorstellen und das Quecksilber im Thermometer sinkt beim Einatmen und steigt beim Ausatmen. Ist das so jetzt verständlich?

Teilnehmer: Die Richtung ist klar; weil der Muskel dünn ist, habe ich das Bild des Kolbens nicht verstanden. Mein Bild eines Kolbens ist, dass der fest und kompakt ist, deshalb habe ich gefragt.

Mir gefällt das Bild auch nicht besonders, ich habe es Ihnen nur gesagt, weil es die Richtung und die Kraft der Bewegung klärt. Wenn Sie möchten, werde ich es Ihnen überlassen, das Bild mit Ihrer eigenen Kreativität zu erschaffen; Sie können sich das Zwerchfell in seiner ganzen Breite vorstellen, wie es beim Einatmen nach unten geht, und Sie können sich vorstellen, wie es sich ausbreitet. Ich weiß, worauf Sie hinauswollen, Sie wollen die ausgebreitete Weite des Muskels insgesamt, das ist gut, das können Sie machen.

Teilnehmer: Ich verwende das Bild eines Seesterns oder eines Kraken.

Das könnte gehen; ich habe das Bild einer Qualle, die ist nämlich fast wie ein Fallschirm. Vielleicht, wenn Sie eine Qualle oder einen Fallschirm sehen können, die sich bei der Einatmung senken und bei der Ausatmung wieder nach oben steigen. Wenn sie heruntersinken, dehnen sie sich irgendwie aus, und wenn sie hochkommen, ist es so, als ob sich das Körperäußere um die Mittelachse zusammenlegt. Sehen Sie, das Zwerchfell befindet sich im Bereich der sechs unteren Rippen, so dass sich diese Rippen beim Einatmen mit dem Zwerchfell daran ausdehnen. Deshalb habe ich gesagt, dass es sich ausdehnt, wenn es nach unten geht. Wenn Sie ausatmen, ziehen sich die Rippen wieder zusammen und natürlich wird der Durchmesser des an den sechs unteren Rippen befestigten Zwerchfells bei dieser Bewegung kleiner. Halten Sie sich, während Sie atmen, dieses Bild für einen Moment vor Augen. Berühren Sie die unteren Rippen und spüren Sie, wie die Rippen sich beim Einatmen gegen die Hände drücken. Sehen Sie also beim Einatmen mit Ihrem inneren Auge das Zwerchfell weiter werden, während es sich nach unten bewegt, und enger werden, wenn Sie es nach oben kommen lassen; und wenn Sie dabei fühlen, wie sich die Rippen beim Einatmen ausdehnen und sich zusammenziehen beim Ausatmen, wird Ihnen das bei dem Bild helfen.

Wir werden diese beiden Bilder verwenden, und ich möchte ein paar Dinge hinzufügen, die Ihnen beim Atmen helfen können. Wenn Sie das verstehen, was ich Ihnen jetzt sagen werde, wird es so viel wert sein wie der ganze Tag, wenn nicht sogar das ganze Wochenende hier. Wenn man bei der Einatmung den Brustkorb ausdehnt und sich das Zwerchfell nach unten zusammenzieht, um mehr Platz zu schaffen, geschieht das nicht, um Luft in sich hineinzupumpen, sondern man schafft einen Raum, in den die Luft hineinströmen wird. Der Luftdruck außerhalb des Körpers ist größer als innerhalb, daher strömt die Luft in den Körper. Es geht also darum, dass man das Atmen nicht als ein Hineinpumpen der Luft verstehen darf. Man braucht nur den Raum zu schaffen, braucht nur den Atemreflex den Raum schaffen zu lassen, in den die Luft hineinströmen kann. Es ist so ähnlich, wie wenn Sie ein Glas mit Flüssigkeit nehmen, und Sie die Flüssigkeit trinken oder sie ausschütten. Dann sagt man, das Glas sei leer, aber es ist nicht leer, denn sobald die Flüssigkeit herausgeht, kommt sofort die Luft nach, um den Raum auszufüllen. Das ist kein müßiges technisches Detail, sondern etwas, was die Haltung gegenüber der Atmung angeht. Man lässt die Atmung einfach geschehen, die Luft wird hereinströmen. Natürlich setzen wir dabei voraus, dass der Atemapparat nicht beschädigt ist.

In den Vereinigten Staaten haben viele Menschen ein neurotisches Verhältnis zur Atmung. Ich hatte eine Menge junger Studenten, die panisch waren und behaupteten, nicht atmen zu können. Sie brauchen aber nicht in dieses Verhaltensmuster zu fallen. Machen Sie sich einfach klar, dass Sie den Atem nur für eine kurze Zeit anhalten können. Es ist ein Reflexmechanismus, und selbst, wenn Sie versuchen, den Atem anzuhalten, kann man das nicht lange durchhalten, Sie werden gezwungen wieder einzuatmen.

Ich möchte jetzt noch auf eine bestimmte Stelle eingehen, die man nicht als Pumpe benutzen darf. Weil die Luft beim Einatmen durch die Nasenlöcher strömt, haben einige von uns die Vorstellung, dass wir dort etwas tun müssen. Ich möchte, dass Sie mit der Fingerspitze den unteren Teil des Nasenflügels berühren. Entspannen Sie sich dort. Sie können sich vorstellen, dass die Luft am Innenteil der Nase zwischen den beiden Nasenflügeln, Septum genannt, empor streicht. Lassen Sie die Luft innen am Septum, nicht außen an den Flügeln hinaufgehen. Wenn Sie das schaffen, und das werden Sie, wenn Sie daran arbeiten, wird es Ihnen helfen, den Atem mit mehr Leichtigkeit geschehen zu lassen, damit sich der untere Teil des Regenschirms gut ausdehnen kann und der obere Brustkorb sich nicht zu sehr ausdehnt. Sie können auch mehr mit dem senkrechten Aspekt der Atmung, den ich beschrieben habe, in Verbindung kommen. Das fehlt den meisten von uns.

In der konstruktiven Ruhe: Vorstellungsbild «Brustkorb als Regenschirm»

Holen Sie Ihre Matten und lassen Sie uns in die konstruktive Ruhe gehen, und ich werde einige Bilder für Sie durchgehen. Würden Sie bitte, während Sie sich niederlassen, Ihren Atem beobachten? Schauen Sie sich ihn einfach an. Während Sie den Atem anschauen, vermeiden Sie, Ihn zu beurteilen. Ich möchte, dass Sie mit dem Atem nur in Verbindung sind und nicht versuchen, ihn zu verändern. Wenn Sie anfangen das Einatmen und das Ausatmen zu spüren, denken Sie an die Vorstellung des Anzugs, mit der wir gearbeitet haben. Stellen Sie sich vor, wie sich beim Ausatmen die Vorderseite des Anzugs auf die Rückseite herabsenkt. Lassen Sie Ihrem Körper die Zeit, die er für das Einatmen und das Ausatmen braucht. Stellen Sie sich vor, wie die Ausatmung bis in die Fersen geht. Stellen Sie sich vor, wie die Einatmung, die dann geschieht, wenn der Körper es braucht, bis in die Hüftgelenke geht. Wenn Sie beobachten, wie die Einatmung geschieht, stellen Sie sich vor, dass der Regenschirm sich unten öffnet. Wenn Sie jetzt wieder die Ausatmung beobachten, stellen Sie sich vor, dass der Abstand zwischen den beiden Achselhöhlen kleiner wird. Nur der Brustkorb dort drunter wird schmaler, die Schultern sind nicht in diesem Bild enthalten, sie bleiben. Mit anderen Worten, der Regenschirm schließt sich in Höhe der Achselhöhlen um die Mittelachse. Das geschieht alles im Raum zwischen den Schultern. Die Schultern selbst sind kein Teil des Regenschirms. Rollen Sie jetzt auf die Seite und lösen Sie die Bänder an den Knien. Dann rollen Sie auf die Hände und Knie. Die Finger zeigen geradeaus und Sie stellen Sich vor, wie sich der Rücken verlängern kann. Erinnern Sie sich an die Falten auf der Rückseite des Anzugs; Sie können sich vorstellen, wie die nach unten hin von den Schultern bis zu den Sitzhöckern ausgestrichen werden.

Vom Krabbeln zum Stehen und zum Gehen

Krabbeln Sie jetzt auf den Händen und Knien durch den Raum, nutzen Sie die ganze Länge des Raumes, auf allen Vieren (**Abb. 51**).

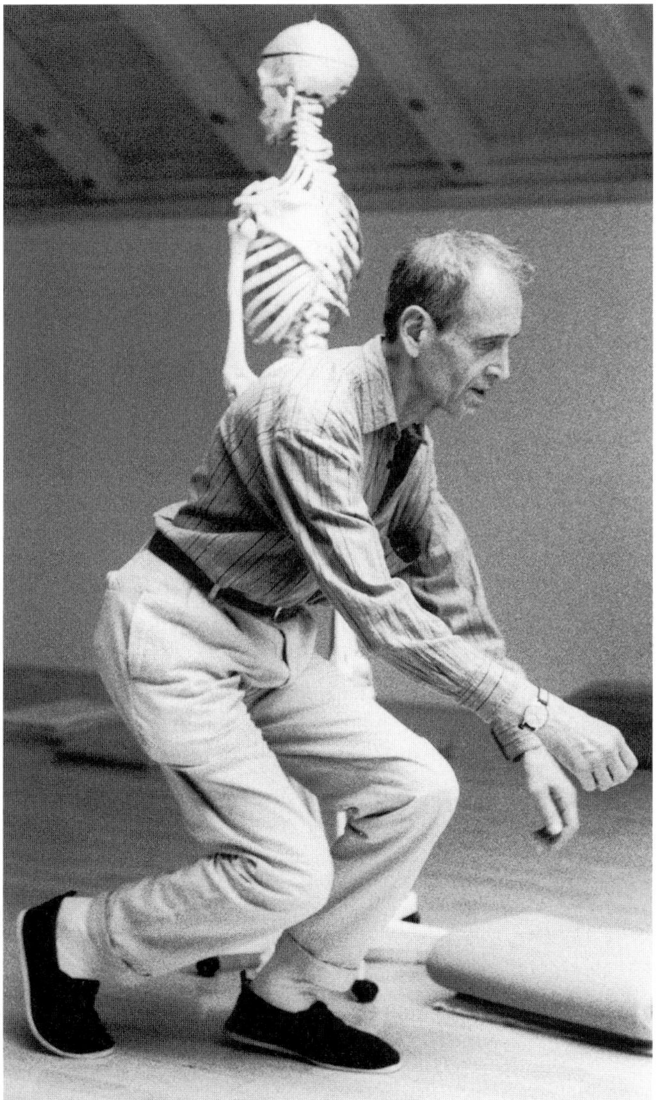

Abb. 51:
Vom Krabbeln zum Stehen und zum Gehen.

> Während Sie krabbeln, können Sie sich vorstellen, dass die hintere Hälfte des Kopfes nach vorn gleitet. Die Rückseite des Beckens gleitet zu den Fersen hinunter. Machen Sie sich einen Spaß daraus. Ich möchte, dass Sie die Fingerspitzen in etwa gerade nach vorn zeigen lassen. Während Sie weiter krabbeln, möchte ich, dass Sie gleich Folgendes tun: Wenn Sie eine freie Bahn finden, beginnen Sie, schneller zu werden. Wenn Sie dann schnell genug sind, wechseln Sie ohne Unterbrechung ins Stehen und gehen Sie weiter, und stellen Sie sich dabei vor, dass Sie immer noch auf allen Vieren sind.

Jetzt hätte ich gerne eine Rückmeldung von Ihnen – was haben Sie erlebt?

Teilnehmer: Die Achselhöhlen sind offen.

Teilnehmer: Der Rücken ist lang.

Teilnehmer: Ich fühle mich ganz wach.

Teilnehmer: Ich fühle mich breit.

Nun, wir sind zum Ende unserer gemeinsamen Zeit hier gekommen, und ich möchte noch ein paar Worte zum Abschluss des Seminars sagen.

Ich glaube, dass die meisten von uns hier sind, weil wir unsere Bewegungsmuster oder unser Körpermuster insgesamt verbessern wollen. Das ist sicherlich ein legitimes Ziel, aber ich sehe diese Arbeit in einem größeren Rahmen. Ich sehe sie als ein Gleichnis für des Leben selbst, für die Entwicklung des Lebens. Ich meine damit, ob wir uns darüber klar sind oder nicht, wir erschaffen uns ständig neu. In jedem Moment, in jeder Minute, in jeder Stunde, an jedem Tag, in jedem Monat, und so weiter. Das ist normalerweise ein Vorgang, den wir nicht mitbekommen, aber er geschieht auf die gleiche Art und Weise, die wir bewusst angewandt haben, um diese Veränderung im Körper zu bewirken. Nämlich durch das Denken, die Absicht, das Verlangen, die Einstellung, die Einsicht und all die Mittel, die wir benutzt haben, um das neuromuskuläre System zu beeinflussen, mit einem Ziel und mit Bewusstheit. Im normalen Leben werden diese Instrumente, wie gesagt, unbewusst eingesetzt. Was ich also glaube, ist, dass wir diesen Vorgang lenken können. Ich glaube nicht, dass wir ihn bestimmen können und ich glaube auch nicht, dass es wünschenswert ist, ihn fest unter Kontrolle zu haben. Aber wir können ihn leiten, indem wir uns dessen bewusst sind, was wir denken, was wir beabsichtigen, was wir wünschen und was wir tun.

Gilbert Keith Chesterton, ein berühmter, sehr geistreicher irischer Schriftsteller, hat in sehr knapper und witziger Form ausgedrückt, was ich gerade in dieser

Hinsicht gesagt habe. Chesterton hat gesagt, dass wir mit vierzig alle das Gesicht haben, das wir verdienen. Also, wenn Sie sich alle fünf Jahre anschauen und Sie von dem überrascht sind, was sie sehen, dann denken Sie daran, dass Sie das geschaffen haben durch das, was Sie denken, was Sie vorhaben, was Sie begehren und letztlich durch das, was Sie tun. So, wir werden einander nächstes Jahr wieder anschauen – hoffen wir das Beste und lenken Sie derweil den Prozess in eine konstruktive Richtung (**Abb. 52**).

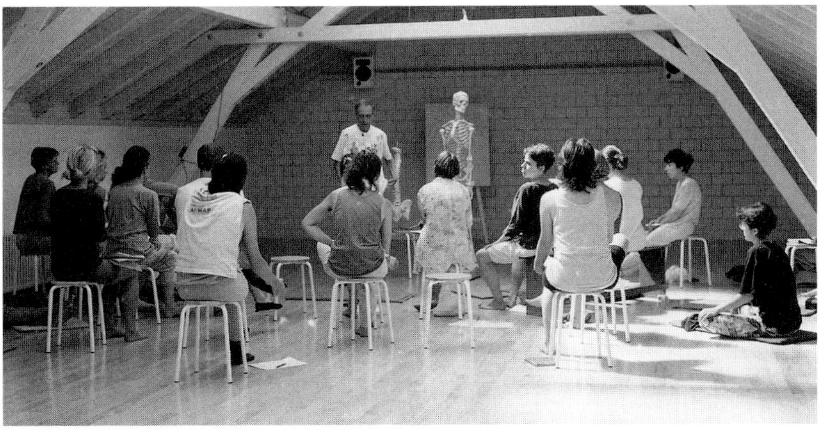

Abb. 52:
Abschließende Worte.

Nachwort

Nancy Lyons

Ich habe André Bernards Arbeit in einer ruhigen Wohngegend von Berkeley, Kalifornien, kennen gelernt, in einer zum Tanzstudio umgebauten Kirche. Dort drinnen entdeckte ich einen Lehrer und einen Unterricht von großer Integrität, Klarheit und Veränderungskraft.

Zu der Zeit war ich Ende zwanzig und hatte mir eingefahrene Gewohnheiten in meiner Körperhaltung, meinem Denken und meinen Bewegungen angeeignet, die ich nie in Frage gestellt hatte. Andrés Unterricht erschloss mir Wege, auf neue Art zu denken, zu spüren und zu fühlen. Die Bilderwelt der Ideokinese drang durch meine gewohnte und unbewusste Art, mich zu halten und anzuspannen hindurch und ließ mich erleben, wie ich weicher, gelöster, ausgeglichener und reaktionsbereiter sein kann. Festzustellen, eine Wahl zu haben und nicht für den Rest meines Lebens meinen Gewohnheiten ausgeliefert sein zu müssen, war eine erhebende Erfahrung. Ich genoss die Freiheit wie eine köstliche Frucht . . . die Aussicht, nicht länger in meinen eigenen Gewohnheiten und Vorstellungen gefangen zu sein. Es war der Beginn eines langen Weges, an dem ich immer noch Freude habe.

Als aktive Tänzerin und Lehrerin war ich von jeher bemüht, das enge Zusammenspiel von Körper, Geist und Seele immer besser zu verstehen. Ich war begeistert bei dem Gedanken, wie diese Arbeit meinen Tanzschülern helfen könnte, so dass ich André einlud, an der Sonoma State University in Nordkalifornien zu unterrichten. So kam das Sommerseminar zustande, das dann zwanzig Jahre lang jedes Jahr stattfand. Es kamen nicht nur Tänzer: Physiotherapeuten, Krankenschwestern, Dichter, Lehrer, Künstler und Menschen aus alles Lebensbereichen trafen sich in demselben Raum, um mit André arbeiten zu können.

Die Vielfalt der Menschen spiegelt sich in der Vielfalt wider, mit der jeder Einzelne auf diese Arbeit reagiert und mit der er das Gelernte anwendet. In meinem Fall hat Andrés Arbeit meinen Unterricht und meinen Tanz tief greifend berührt und geformt, aber auch meinen Alltagstanz . . . wenn ich eine Tür öffne,

Gemüse schneide, oder mir Gedanken darüber mache, wie ich am besten ein Problem löse, bin ich von den Prinzipien der Ideokinese beeinflusst. Sie finden ihren Ausdruck in meinem Körper und sind ein integraler Bestandteil meines Wesens. Lynda Knapp, eine ehemalige Tänzerin, die sich dann der Krankenpflege zugewandt hat, hat viele Jahre lang bei André Bernard gelernt. Sie wendet das, was sie bei ihm gelernt hat, jeden Tag an; wenn sie einen Patienten anhebt, lässt sie das Gewicht des Patienten bewusst auf ihren Oberschenkelköpfen ruhen und bringt es so nahe wie möglich an ihre Mittelachse.

André Bernard hat fast vier Jahrzehnte lang Ideokinese an der New York University, Tisch School of the Perfoming Arts, unterrichtet. Sein engagierter Unterricht sowohl an der NYU als auch in seiner privaten Praxis in New York hat unzählige Schüler beeinflusst, auch so bekannte Sänger, Schauspieler und Tänzer, wie Marilyn Monroe und Yul Brynner. André Bernard hat die Arbeit der Ideokinese, wie sie zuerst von Mabel Elsworth Todd eingeführt wurde, nicht nur fortgeführt, sondern sogar beträchtlich weiterentwickelt. Seine lebenslange Hingabe an das Studium und die Praxis der Ideokinese hat ihm berechtigterweise international den Ruf des herausragendsten Lehrers in der Arbeitsweise von Todd eingebracht.

Zahlreiche Körpertherapeuten, Lehrer, Tänzer und Bewegungslehrer in den USA und in Europa wenden die Prinzipien der Ideokinese an und nutzen sie mit großem Einfallsreichtum in der eigenen Arbeit. Einige dieser Fachleute sind unter anderem: Irene Dowd in New York; Pamela Matt, die an der Arizona State University Tanz unterrichtet; die Tänzerinnen und Tanzlehrerinnen Carol Loud und Ruth Botchan; Kayte Ringer, die diese Arbeit mit Rolfing verbindet; Richard Rosen, der die Ideokinese in den Yoga integriert; Eric Franklin aus Zürich; Erika Kletti-Ranacher, Tanztherapeutin in Wiesbaden; sowie Ursula Stricker, Künstlerin und Bewegungslehrerin in Bern und Wolfgang Steinmüller aus Deutschland, die Mitherausgeber dieses Buches.

André ist ein Botschafter dieser Arbeit, aber er ist auch die Botschaft selbst. Er destilliert das Wesentliche seiner Methode in reine, klare, leicht verständliche und sehr fruchtbare Sprache und Handlung. Er unterrichtet wie ein aufmerksamer Meister der Gartenkunst, mit Geduld, Vertrauen und liebevoller Anteilnahme. Er forciert Wachstum und Veränderung nicht, sondern gibt jedem Schüler die Möglichkeit, selbst zu wählen und Zeit zu haben. Er ist ein brillianter, dabei bescheidener Lehrer von großzügigem Geist, tiefem Wissen und selbstloser Hingabe. Kein Wunder, dass sein Garten so überreich ist!

Aus Dankbarkeit darüber, dass ich bei André lernen durfte, hege ich den innigen Wunsch, dass diese Arbeit durch seine Lehre weiterlebt, und durch den kreativen Geist derer, die bei ihm gelernt haben. Ich bin hocherfreut und voller Wertschätzung dafür, dass diese Auswahl seiner Unterrichtsvorträge veröffentlicht wird. Es ist meine Hoffnung, dass die Worte dieses bemerkenswerten

Lehrers in Ihnen ihren Widerhall finden mögen und Sie dazu inspirieren, sich auf diesen zutiefst befriedigenden Weg zu sich selbst zu begeben oder auf ihm weiterzugehen.

Juni 2002

Nancy Lyons
Professor of Dance
Sonoma State University
Rohnert Park, California, USA

Über die AutorInnen

André Bernard, geboren 1924 in South Carolina, USA, lebte und arbeitete über fünfzig Jahre in New York City. Dort verstarb er 2003. Seine Laufbahn führte ihn vom Studium der Chemie und Mathematik zum Beruf des Schauspielers. Nach über hundert Auftritten am Broadway, in Off-Broadway-Produktionen und am Fernsehen studierte André Bernard Tanz an den Schulen von Martha Graham, Erick Hawkins und Charles Weidmann. Er war während zwei Jahren auch Mitglied des Charles Weidmann Dance Theaters. André Bernard war Schüler von Barbara Clark, der Mitbegründerin der von ihr und Mable Ellsworth Todd entwickelten Technik der Ideokinese. Seit 1966 unterrichtete André Bernard Ideokinese an der New York University und war Gastdozent in verschiedenen Staaten der USA und Europa. Im Ausbildungsprogramm der nationalen öffentlichen Radiostation von New York City, WNYC, hat André Bernard während vielen Jahren zahlreiche Sendungen im Bereich der klassischen Musik, Literatur, Kunst, Erziehung und Wissenschaft produziert und kommentiert.

Ursula Stricker, geboren 1956. Bildende Künstlerin (Mitglied visarte) und Lehrerin für Placement, Ideokinese, Tanz und kreativer Prozess. Lebt und arbeitet in Bern und Oberdiessbach. Gründerin der «Etage», Raum für Bewegung, Ausdruck und Stille in Bern (1992). Ganzheitliche Kunst. Zentrum der Achtsamkeit ist der bewusste Körper in Ruhe und Bewegung, mit dem sich Ursula Stricker tanzend, zeichnend, formend, lehrend und schreibend befasst. Sie lehrt in Bern, Italien und England.

Abschluss an Institut für Journalistik. Redaktorin. Ab 1979 freies Studium für Tanz und Körperzentrierung in Paris, New York, Boulder Colorado (Naropa Institut) verbunden mit künstlerisch-bildnerischem Schaffen. Wegweisende Lehrer in New York: André Bernard (Ideokinese) sowie Robert Ellis Dunn, Elaine Summers, Barbara Mahler, Irene Dowd, Barbara Dilley.

Multimediale Tanzperformances. Zahlreiche Ausstellungen. Installationen der Figurinen. Die Figurinen entstehen in einem künstlerischen, meditativen Prozess aus der Natur und mit der Natur und verkörpern Wege in die Aufrichtung und in ein neues Gleichgewicht.

Publikationen:
Ursula Stricker: Figurinen (Stämpfli Verlag, 2010)
Ursula Stricker: Placement und schöpferischer Tanz (Edition Etage, 2001)

Wolfgang Steinmüller, geboren 1959, studierte Medizin in Freiburg/Brsg. und wurde von Mia Segal in der Feldenkrais-Methode ausgebildet. Schwerpunkte seiner Tätigkeit als niedergelassener Arzt sind die Behandlung chronischer Schmerzpatienten und die Betreuung von Musikern und Tänzern mit berufsbedingten Problemen des Bewegungsapparates. Ärztlicher Leiter des Freiburger «Lehrinstituts für Somagogik», das Aus-, Fort- und Weiterbildungen in Methoden somatischen Lernens anbietet.

Publikationen:

Wolfgang Steinmüller: Körperbewusstheit für Musiker (Projekt-Verlag, 2007)
Wolfgang Steinmüller, Karin Schaefer, Michael Fortwängler: Gesundheit – Lernen – Kreativität (Hans Huber, Bern 2001/2009)

Bücher aus verwandten Sachgebieten